Une détox,
et ça repart !

Odile Chabrillac, naturopathe

Une détox, et ça repart !

SOLAR SANTÉ

Sommaire

Tous les secrets d'une détox réussie....... 7

CHAPITRE I : Se détoxifier, mais pourquoi ? 9

CHAPITRE II : La cure détox, l'une des cures de base de la naturopathie 21

CHAPITRE III : Avant tout, mettre la pédale douce sur certains aliments...... 29

CHAPITRE IV : Les aliments à privilégier... 59

CHAPITRE V : Les jus et les smoothies 75

CHAPITRE VI : Les monodiètes 83

CHAPITRE VII : Le jeûne 89

CHAPITRE VIII : L'eau dans tous ses états... 97

CHAPITRE IX : La stimulation des émonctoires 107

CHAPITRE X : Le mouvement c'est la vie... 129

CHAPITRE XI : Relaxez-vous ! 135

CHAPITRE XII : **Soigner son chez-soi** 143

CHAPITRE XIII : **Et après ?**................. 147

Notes de fin d'ouvrage 151

Tous les secrets d'une détox réussie…

À l'heure où j'écris ces lignes, je participe à une retraite de yoga à Ibiza. N'en doutez pas, Ibiza la noctambule sait aussi se transformer en île plus sereine en basse saison. Il fait alors bon profiter de son climat privilégié afin de se retrouver, de se recentrer : notre pratique du yoga associée à une alimentation végétarienne et un repos régulier nous permet les uns et les autres de réaliser une détox en profondeur. J'ai apporté quelques tisanes « magiques » et des compléments alimentaires que je leur fais tester. Les visages se détendent, les corps se délient, les esprits s'apaisent. Et les questions fusent. De nos jours, l'idée de se purifier et de compenser en douceur l'impact nocif de notre mode de vie nous passionne tous, hommes et femmes, personnes plus jeunes ou plus âgées. Nous avons conscience que la société dans laquelle nous vivons agresse et use les corps et les esprits, et nous avons tous envie d'y remédier. Le fait de se détoxifier constitue un préalable à la mise en place d'un mode de vie global plus respectueux de nous-mêmes et du monde. Même s'il importe ensuite régulièrement, au fil du temps, de refaire une cure détox afin d'aider notre corps à se nettoyer et s'alléger.

CHAPITRE I

Se détoxifier, mais pourquoi ?

La cure détox n'a rien d'une nouveauté. Elle était pratiquée par les anciens au moins une fois par an, en général au printemps : Le rite de Carême des catholiques fait partie de ce type d'habitude. Comme si les humains avaient intuitivement ressenti le besoin de se purifier et de nettoyer leurs organes régulièrement. Il n'empêche, plus nous avançons dans le temps et dans ce qu'il est coutumier d'appeler la modernité, plus cette cure est en train de devenir indispensable. Notre organisme est en effet soumis à un nombre croissant d'agressions en provenance de l'extérieur, agressions qu'il importe de compenser de manière active et volontaire.

Un environnement saturé de polluants

Les faits sont là : la multiplication des divers polluants dans notre environnement et l'évolution de notre mode de vie impactent notre santé et notre vitalité. Ils agissent d'abord par le biais de notre alimentation : résidus de tous les produits phytosanitaires destinés aux cultures et à l'élevage – pesticides, fongicides, hormones, insecticides, nitrates, antibiotiques – dans les produits que l'on consomme (en excès le plus souvent), aliments trop riches en graisses de mauvaise qualité, en sucre, en sel, en additifs (colorants, exhausteurs, conservateurs...) au sein d'un déséquilibre alimentaire tendant vers un excès de protéines et de glucides et un usage de plus en plus important d'aliments industriels et raffinés... Pour compenser et nous aider à tenir le coup, nous avons tendance à user et abuser de certains excitants, dont il devient quasiment impossible de nous passer (alcool, tabac, chocolat, sucreries), ou de certains médicaments comme les somnifères ou les stimulants. Parallèlement, la sédentarité grandissante de nos contemporains limite les moyens dont le corps dispose pour éliminer les déchets toxiques qui l'encombrent (ceux-ci pouvant être issus de l'extérieur, comme être constitués des déchets de son métabolisme). Ensuite, notre milieu de vie devient de plus en plus pollué, en particulier pour les personnes vivant en milieu urbain (même si celles vivant à la campagne ne sont pas vraiment épargnées, à moins de vivre dans certaines zones exemptes d'agriculture intense et d'industrie) : pollution de l'air, pollution de l'eau, pollution sonore également...

Au final, nous nous trouvons donc quotidiennement perturbés dans notre équilibre biologique du fait de nos habitudes de vie et de l'invasion chimique de notre environnement, le nombre de molécules de synthèse ne cessant de s'accroître autour de nous (et donc à l'intérieur de nous aussi) malgré les mises en garde des spécialistes, avec des conséquences totalement inconnues pour notre santé. Étant donné qu'un retour en arrière ne semble ni possible, ni probablement souhaitable, il nous faut apprendre à protéger et défendre notre organisme. Comment ? En mettant en place des techniques de détoxication physiques et psychiques, en complément d'une réforme consciente de son mode de vie et en particulier de son alimentation. Cela va consister dans un premier temps à renforcer le travail des organes éliminateurs, à nettoyer les tissus de l'organisme en profondeur pour en éliminer les déchets accumulés et incrustés, lesquels finissent dans le cas contraire par en perturber le fonctionnement normal et harmonieux, et à inviter dans sa vie de nouvelles habitudes moins toxiques pour la santé, qui vont soulager le corps sur la durée et l'aider à faire face à ce raz de marée de molécules étrangères.

Dans son livre *L'Homme empoisonné*[1], Daniel Kieffer distingue avec pertinence trois sortes de molécules auxquelles notre corps doit faire face de nos jours. Je le cite : « Les “rencontres du 1er type” sont celles des aliments crus, biologiques “biogéniques”, parfaitement adaptés à la vie et à la santé humaine. Les “rencontres du 2e type” sont celles des aliments cuits, molécules de Maillard (*cf.* encadré p. 12), produit de radiolyse[2] et d'hémisynthèse[3], moins bien adaptés à la vie et à la santé. Les “rencontres du 3e type” sont celles des molécules chimiques de synthèse totalement inadaptées à la vie et à la santé. »

Délicieux au goût, pas top pour la santé

Cuisson au four, à la poêle, au barbecue, en friture… Les aliments grillés développent un brunissement caractéristique dû à la formation de molécules aromatiques : on parle de réaction de Maillard. Il s'agit en fait d'une réaction chimique entre un sucre et les constituants des protéines (même si, aujourd'hui, ce concept est également élargi à d'autres associations délétères). Ce type de réaction permet la formation d'arômes recherchés par les cuisiniers, mais l'exposition des aliments à des températures aussi élevées (au-delà de 200 °C, ce qui est le cas lors de nombreux process industriels pour la fabrication des céréales du petit déjeuner, de biscuits, de chips, de café…) entraîne aussi la dégradation de nombreux nutriments comme les vitamines, les acides aminés, les sucres, les acides gras essentiels, etc. Les produits d'une telle dégradation réagissent alors entre eux et génèrent des composés appelés AGE (*Advanced Glycated End Products*), dont certains posent des problèmes de sécurité alimentaire du fait de leur cancérogénicité ou de leur activité biologique pro-oxydante et inflammatoire[4].

La réalité d'aujourd'hui est que personne ne peut deviner ni prévoir assez tôt ce que deviennent ces molécules plus ou moins chimiques une fois ingérées, et encore moins comment elles réagissent entre elles, même lorsqu'elles sont en dessous des seuils légalement autorisés. C'est ce que l'on appelle « l'effet cocktail » dans le cas, par exemple, des perturbateurs endocriniens. Nous savons en effet que ces derniers associés les uns aux autres interviennent dans les processus de développement de certaines maladies chroniques comme l'obésité, le diabète, les maladies cardio-vasculaires, mais aussi les cancers du sein, des testicules, de la prostate, et jouent un rôle important dans les pubertés précoces et les troubles de la reproduction. En mars 2012, une étude danoise a montré chez les femmes enceintes la présence de plusieurs perturbateurs endocriniens différents, dont on sait qu'ils peuvent traverser le placenta, exposant ainsi le fœtus. Évidemment, prise séparément, chacune de ces substances est en dessous des seuils de tolérance. Selon les experts, et en particulier les cancérologues, les risques devraient être revus en fonction des interactions de ces substances entre elles mais aussi en contact avec les pesticides, biocides et autres molécules chimiques. Dès 2009, plusieurs ministres européens avaient demandé une étude plus approfondie afin de faire évoluer les règlements « pour traiter les effets de la combinaison de produits chimiques ». Sans grand résultat à ce jour. Faut-il pour autant rester les bras croisés ? Sûrement pas. Si notre responsabilité de citoyen est engagée (et en particulier vis-à-vis des générations futures), à un autre niveau, il va falloir aider notre corps à gérer au mieux la situation. Celui-ci se trouve en effet dans une étrange configuration : faisant face à des molécules inconnues au bataillon, il va s'ingénier à trouver au mieux des solutions. D'abord essayer d'éliminer l'intrus grâce au travail du foie et des reins, et s'il n'y parvient pas (si celles-ci sont trop grosses pour passer à travers les filtres émonctoriels ou trop incrustées dans les tissus), il va chercher à les neutraliser en les isolant dans les tissus graisseux ou en les éliminant lentement par les phanères (cheveux, ongles). Le problème se pose de manière plus marquée lorsque ce type d'intrusion ne cesse de se répéter : on peut alors assister à l'épuisement de nos émonctoires, ceux-ci finissant par se léser (dans le cas de pollution importante par les métaux lourds, par exemple), ou à des processus tumoraux. Rien de très *glamour* en tout cas !

Essayer de gérer le trop-plein

Difficile de réduire une pathologie à une cause unique : on sait bien qu'elle est multifactorielle dans la quasi-totalité des cas. Il est néanmoins facile de comprendre que la présence de telles substances indésirables va entraîner un effort du corps (au-delà d'une certaine limite) afin de les éliminer : comme vous avez pu l'expérimenter, les personnes souffrant de troubles ORL cherchent de multiples manières à expectorer ce qui les encombre (toux, rhume, etc.). Pour le naturopathe, les problèmes de peau sont, de la même manière, souvent dus au rejet, soit de substances acides par les glandes sudoripares (eczéma sec, crevasses), soit de déchets colloïdaux provenant de la consommation excessive d'amidons, de céréales, de pommes de terre, de légumineuses, de produits laitiers, par les glandes sébacées (acné, eczéma suintant) ; les articulations des rhumatisants sont bloquées, voire déformées par la présence de « cristaux », qui proviennent, eux, de la consommation excessive d'aliments acides et acidifiants (abus de protéines et aliments sucrés). La présence d'aliments en excès, que ce soit dans l'estomac ou les intestins, une fois qu'ils vont fermenter ou se putréfier, peut entraîner une inflammation des muqueuses digestives ou la production de gaz. Les pathologies cardio-vasculaires ? Un trop-plein d'acides gras ou de cholestérols qui épaissit le sang, crée des dépôts, enflamme les parois, les déforme ou les bouche. Dans le cas de maladie rénale, on va s'interroger sur un excès éventuel de déchets protéiques, dans le cas de diabète, sur un excès de glucides, etc.

Les émonctoires, nos organes d'élimination

Attention, la présence de petites quantités de toxines dans nos tissus est parfaitement normale, et notre corps sait y faire face. D'autant plus qu'il produit lui-même des déchets de par son propre fonctionnement (débris de cellules usées, de globules...). Il est équipé pour se débarrasser de ceux-ci : c'est le rôle des émonctoires, ou organes émonctoriels, que de filtrer le sang, en extraire les toxines et les rejeter à l'extérieur de l'organisme : le foie, les intestins, les reins, les poumons, la peau, et le vagin pour les femmes, ont (aussi) cette fonction. Mais une fois que son seuil de tolérance est dépassé, notre corps finit par se trouver en danger. Et vous en avez parfaitement conscience, c'est bien notre alimentation qui constitue l'apport principal des toxines qui nous encrassent (même si, je le répète, elle est loin d'être la seule, elle est une source sur laquelle nous avons véritablement du pouvoir, ce qui est loin d'être le cas pour d'autres sources de pollution). Si ce que nous mangeons était adapté à nos capacités digestives, combustives et éliminatrices, il y aurait peu d'accumulation indésirable de toxines. En revanche, à partir du moment où nous mangeons plus que nécessaire, notre corps se trouve à gérer des excès dont il n'a que faire. Ce qui ne conduit pas qu'au surpoids et à l'obésité, mais bien à une intoxination générale du corps, qui ne sait comment gérer de tous ces déchets protéiques ou de ces substances issues des fermentations et putréfactions des aliments mal transformés par notre tube digestif (comme l'acide pyruvique). Et pourquoi mangeons-nous autant ? Certes, nous vivons dans une société où l'abondance prédomine, mais surtout les aliments sont privés de la majorité de leurs éléments vitaux à cause des multiples procédés de raffinage qu'ils subissent (mais aussi parce que les sols sur lesquels ils poussent se sont considérablement appauvris). Nous ressentons donc le besoin (et à juste titre) de manger davantage pour couvrir nos besoins quotidiens en nutriments (vitamines, minéraux, oligoéléments, etc.). Sans oublier que le stress, en perturbant toutes les fonctions organiques, ne fait qu'amplifier tous ces phénomènes : il entraîne un hyperfonctionnement des facultés nerveuses et cérébrales, ce qui spolie les organes digestifs et éliminateurs d'une grande partie de l'énergie dont ils ont besoin pour fonctionner correctement. Si en plus la personne stressée ne fait pas d'effort pour optimiser son alimentation et n'y prête guère d'attention, mais cherche au contraire à se « doper » avec des produits intoxicants (sucreries, tabac, alcool, café), vous imaginez bien l'impact sur son corps d'une telle dysharmonie...

Une question de vocabulaire

Notez que, si le terme *toxine* ne devrait être utilisé que pour parler des déchets produits par le corps lui-même, et non pour les éléments polluants extérieurs à lui, dans le langage courant, on l'utilise le plus souvent aussi bien dans un cas comme dans l'autre. Il en est de même pour les termes *intoxication* ou *intoxiqué*, qui ne devraient être utilisés que pour les empoisonnements par des substances toxiques extérieures au corps, mais que l'on va aussi employer pour souligner la présence de déchets dans le corps, que ceux-ci soient d'origine externe ou interne.

Lorsque le corps s'encrasse…

70 % de notre corps est composé de liquide : nos cellules baignent littéralement dans du sérum extracellulaire (également appelé « liquide interstitiel »). Mais ce n'est pas tout, car elles sont également composées en grande partie de liquide, que l'on appelle « sérum intracellulaire ». Tous ces liquides, dont la composition est primordiale pour la vie de la cellule, sont en contact étroit avec des flux qui les nourrissent et les nettoient : le système sanguin et lymphatique. Ainsi, en circulant à grande vitesse au sein du système circulatoire (il fait le tour du corps en 1 minute environ), le sang repasse régulièrement aux mêmes endroits et peut ainsi irriguer toutes nos cellules et participer à l'élimination des déchets générés par leur fonctionnement. Mais lorsque les déchets sont trop nombreux, et les émonctoires paresseux ou déficients, ils finissent par s'accumuler et la situation organique se dégrade progressivement. Dans ces conditions, les cellules ne peuvent plus accomplir leur travail. Et les organes qu'elles constituent non plus. Mais parce que les liquides de notre corps sont constamment en circulation, c'est l'organisme dans son entier qui subit l'invasion des surcharges. Comme le précisait le Dr Salmanoff – qui comparait souvent l'organisme à une « grande baignoire » –, « la vie est sous-tendue par le mouvement continuel des liquides dans les cellules ; le ralentissement de ces courants et de ces échanges : c'est la fatigue, la maladie ; leur arrêt : c'est la mort ».

> ***Quelques chiffres à méditer***
>
> 2 400 litres de sang circulent dans notre foie en 24 heures, 200 hectares de tissus sont irrigués par 100 000 kilomètres de capillaires, et 130 à 200 mètres carrés de surface pulmonaire totale viennent oxygéner nos 5,5 litres de sang chaque minute[5] !

C'est pourquoi l'on dit, en naturopathie, que « la nature profonde des maladies est générale et unique, c'est l'encrassement du terrain[6] ». Même si, à partir de cette cause unique, peuvent apparaître de multiples symptômes, bien localisés… En effet, chaque organisme a ses points faibles, que j'appelle ses « zones de failles » qui, les premiers, vont être impactés par nos manques et ses excès. Mais n'oublions jamais que la partie immergée de l'iceberg est constituée par ce terrain surchargé. Et que les troubles locaux ne sont que des indicateurs de son état plus ou moins dégradé. Même les microbes ne peuvent survivre et proliférer que lorsque l'état du terrain le permet, comme l'aurait reconnu Pasteur sur son lit de mort : « Le microbe n'est rien, le terrain est tout. » D'où l'importance de prendre le plus grand soin de ce dernier. Une bonne cure détox va nous y aider.

La cure d'eau, l'une des cures de base de la naturopathie

CHAPITRE II

La cure détox, l'une des cures de base de la naturopathie

Même si cette pratique thérapeutique est de plus en plus connue, j'ai bien conscience que la majorité de nos contemporains ignorent (plus pour longtemps !) ce qu'est la naturopathie. Si vous permettez, je vais donc faire un petit détour pour vous en expliquer les tenants et les aboutissants. En voici la définition plus ou moins officielle proposée par la FENAHMAN (la Fédération française de naturopathie) : « Fondée sur le principe d'énergie vitale de l'organisme, la Naturopathie rassemble les pratiques issues de la tradition occidentale et repose sur les 10 agents naturels de santé – alimentation, psychologie, exercices physiques, hydrologie, techniques respiratoires, magnétiques, actinologie[7], techniques manuelles, techniques réflexes, usage des plantes et des huiles essentielles. Elle vise à préserver et à optimiser la santé globale de l'individu, sa qualité de vie, ainsi qu'à permettre à l'organisme de s'autorégénérer par des moyens naturels. » J'aime bien reprendre cette définition, car elle est vraiment complète. Ce qu'il faut surtout en retenir

c'est que, pour la naturopathe que je suis, nous sommes tous porteurs d'une énergie vitale et qu'il va nous falloir en prendre le plus grand soin si nous voulons rester aussi longtemps que possible en santé. De nombreuses techniques naturelles vont nous y aider. D'ailleurs, *naturopathie* est un mot d'origine américaine associant *nature* et *path*, que l'on pourrait donc traduire par « le chemin de la nature » (Benedict Lust, 1898). Ni médecin ni guérisseur, le praticien de santé naturopathe[8] se présente avant tout comme un éducateur de santé. Complémentaire de l'allopathie et même des médecines dites « douces » (médecines naturelles mais souvent antisymptomatiques même si non iatrogènes), la naturopathie s'intéresse beaucoup à cette notion de terrain que nous avons évoqué, lequel fait référence à notre milieu intérieur constitué par les différents liquides organiques comme le sang, la lymphe, le liquide céphalo-rachidien... Les surcharges de ce milieu par les déchets du métabolisme et les toxiques issus de notre environnement et de notre alimentation – on parle de *toxémie* – provoquent un déséquilibre de ce terrain et, par voie de conséquence, une altération de la santé.
Si j'insiste sur tout cela, c'est d'abord parce que mon métier me passionne, mais ensuite parce que notre travail thérapeutique s'appuie systématiquement sur l'une de ces trois cures majeures, mises au point par Pierre-Valentin Marchesseau, l'un des pères de la naturopathie française : la cure de détoxination (ou cure détox), la cure de revitalisation[9] et la cure

de stabilisation[10], auxquelles va venir régulièrement s'ajouter une cure dite « antioxydante » afin de nous aider à faire face aux agressions de la vie moderne. Votre naturopathe est donc un expert de la cure détox, tenez-vous-le pour dit !
Ce protocole d'épuration, de nettoyage biologique, de drainage est donc utilisé dans le cas de surcharge corporelle quelle qu'elle soit (on peut ne pas être en surpoids et être en surcharge métabolique). Son objectif est de faire prendre conscience à tout un chacun de ses excès alimentaires au quotidien, de l'impact réel du stress sur son organisme et du mauvais traitement (ou de l'absence de traitement) qu'il réserve à ses organes émonctoriels.
Pour les naturopathes, cette cure de désintoxication comporte trois phases bien distinctes :

1. La première s'appelle « **assèchement de la source des surcharges** ». Je sais, ça fait un peu jargon de naturo, mais j'aime bien cette phrase avec son allitération en S (on a les petits plaisirs qu'on peut) ! En langage courant, cela signifie que l'on porte son attention sur son alimentation et que l'on propose un temps diététique où l'on va modérer, voire supprimer, l'apport d'aliments jugés moins bénéfiques – c'est une façon de parler pour ne pas dire carrément toxiques… – pour l'organisme. On va, bien sûr, également proposer des cures de fruits, de légumes, des monodiètes, des jus, voire un jeûne… ou plus

simplement porter son attention sur les quantités ou encore les associations alimentaires.

2. Le deuxième temps est plus physiologique. Il s'agit de la « **stimulation des émonctoires** » par des moyens simples et naturels : cures hydriques, sudation, plantes dépuratives ou aliments bénéfiques… sont proposés afin d'aider nos organes d'épuration à faire correctement leur travail.
3. Le troisième temps possède également un nom à coucher dehors, « **déconnexion cortex-diencéphale** », pour dire qu'il s'agit d'un moment où l'on va chercher à débrancher son mental. Il s'agit d'un temps psychologique où une approche des grandes clés de la relaxation est mise en place.

Même si nous allons dorénavant utiliser un langage plus quotidien, je tenais à revenir à ces fondamentaux pour non seulement de rendre à César ce qui lui appartient, mais aussi pour vous faire comprendre qu'une cure détox est loin de ne concerner que l'alimentation : on va chercher à proposer des pratiques dans de multiples domaines de l'existence afin d'aider l'organisme à s'alléger. C'est pourquoi j'ai coutume de dire que la naturopathie est avant tout un mode de vie. Car les sports que l'on pratique, les personnes que l'on rencontre, les livres que l'on lit ou les films que l'on visionne impactent aussi notre vie et nous nourrissent à des niveaux différents mais tout aussi essentiels… Il s'agit vraiment d'un temps de repos métabolique, de purification et de revitalisation biologique. Un nettoyage en profondeur. Ce qui nécessite donc d'avoir un bon niveau d'énergie. On commencera pour certaines personnes fatiguées, épuisées ou déprimées, par une cure de revitalisation pour les aider à faire face à l'engagement physique que représente la cure détox. Une telle cure dure de quelques jours à quelques semaines. Rarement plus, car le corps pourrait s'épuiser et se carencer dangereusement. Combien de temps ? 3 à 5 semaines est un délai souvent suffisant pour retrouver des émonctoires en bon état, et de ce fait avoir un niveau d'énergie optimisé. Et ce au moins deux fois par an, à l'automne et au printemps.

Quels bénéfices pour la cure détox ?

Ils sont nombreux et ne font que s'améliorer au fil du temps :

- le métabolisme digestif est soulagé ;
- l'énergie glandulaire ainsi que nerveuse est économisée ;
- le système digestif est assaini, il est purifié dans son ensemble, le transit est régulé, on digère mieux, sans difficulté ;
- les organes « éboueurs » de notre corps sont soutenus, soulagés et régénérés ;
- l'ensemble de nos tissus est régénéré : la peau est plus éclatante, l'énergie est présente, on a moins besoin de dormir, et pourtant on se sent plein d'énergie ;
- la force vitale est économisée et va servir en priorité à entretenir ou restaurer la santé…

La détox dans les autres traditions

Partout dans le monde, des techniques de dépuration sont proposées pour conserver la santé ou guérir la maladie. Les vertus désintoxicantes de la sudation sont mises à profit dans les pays nordiques sous forme de sauna, dans les pays du Proche et Moyen-Orient sous forme de bain de vapeur, dans les pays d'Amérique du Nord et au Mexique par des bains de vapeur chaude dans des huttes de sudation.

Ainsi, la détoxication est un des piliers thérapeutiques de la médecine ayurvédique depuis des millénaires, les toxines étant aussi considérées comme sources de maladies et de fatigue. En Inde, elle s'appelle *Panchakarma,* qui signifie « les 5 éliminations ». Il s'agit de régénérer le corps en le nettoyant de ses toxines, puis de le revitaliser en lui apportant une nourriture adaptée à sa constitution, des fortifiants et des remèdes naturels spécifiques. Le nettoyage de l'organisme sera donc des plus minutieux : le *Tharpanam* est celui des yeux avec des gouttes ; le *Nasyam*, l'irrigation des sinus et des fosses nasales à l'aide d'huiles médicinales ou de décoction de plantes ; le *Vamena* consiste à faire vomir à l'aide de plantes spécifiques ; le *Dhoopanam* est une diffusion de vapeur aux plantes dans les oreilles. L'irrigation du côlon existe aussi et porte le nom de *Basti*. Sans oublier le *Vireshana*, c'est-à-dire la purge par les plantes, qui permet de nettoyer complètement les intestins et de détoxifier le foie et la vésicule biliaire ; ou le *Rakthamokshana*, une purification du sang réalisée à l'aide de sangsues.

Le bain de bouche à l'huile

Originaire d'Inde, cette technique de drainage ultra-simple consiste à mâcher de l'huile végétale pendant une vingtaine de minutes. L'huile chargée de toxines est alors recrachée. L'efficacité de cette technique repose sur le fait qu'un grand nombre de toxines sont liposolubles et qu'elles ne peuvent donc être éliminées qu'à l'aide d'un support lipidique. En malaxant suffisamment longtemps cette huile, les toxines de la bouche seront donc captées, mais aussi toutes celles des tissus environnants et celles arrivant par le sang à travers les muqueuses buccales. Cette action nettoyante s'effectue également sur les bactéries, virus et champignons. Une stimulation du foie est parallèlement obtenue, la présence d'huile dans la bouche générant en effet des signaux vers ce dernier, puisqu'il est responsable de la digestion des graisses.

Le mode d'emploi : le matin complètement à jeun, prenez 1 cuillerée à soupe d'huile végétale de votre choix (on peut utiliser l'huile de tournesol ou de carthame, mes préférées étant l'huile de coco ou celle de sésame), et malaxez-la sans discontinuer pendant 15 à 20 minutes afin qu'elle soit en contact avec l'ensemble de la bouche. À la fin, l'huile devenue blanchâtre sera recrachée. On peut pratiquer quotidiennement ce bain de bouche à l'huile, le mieux étant de le faire au minimum durant 2 semaines.

Le foie est également un organe essentiel en médecine traditionnelle chinoise, pour laquelle le début du printemps constitue aussi une période idéale de détoxination. À quoi repère-t-on un déséquilibre de l'énergie du foie selon ce paradigme ? Un vide énergétique à son niveau se manifestera par des tintements d'oreille, des acouphènes, des vertiges, des migraines ou des états dépressifs. À l'inverse, un foie en surrégime pourra entraîner des insomnies ou des problèmes oculaires. Et comme tout est somatopsychique selon cette médecine traditionnelle, les émotions sont dans les organes, et non pas dans le cerveau ! Ainsi, un excès d'énergie dans le foie se traduira par un comportement irritable et des flambées de colère. À l'inverse, une personne dont le foie sera trop fatigué et en vide d'énergie aura du mal à prendre des décisions et pourra faire preuve d'un certain évitement face aux événements.

CHAPITRE III

Avant tout, mettre la pédale douce sur certains aliments...

Nous allons donc, dans un premier temps, chercher à « assécher la source des surcharges » (oui, oui, j'insiste !), donc chercher à réduire autant que faire se peut tout ce qui est susceptible d'encrasser notre corps, de le fatiguer, de le déséquilibrer, tout ce qui est complexe à digérer, à métaboliser. L'objectif étant d'éviter de l'intoxiquer au moment où l'on cherche à le nettoyer. Logique, il me semble. Je suis d'ailleurs certaine que vous connaissez parfaitement les aliments concernés, mais on va néanmoins refaire un tour d'horizon complet afin de se les remémorer.

- **Les sucres, en particulier industriels.** Sucrer le sucre était une idée inconcevable il n'y a pas si longtemps pour la majorité de nos patients. Aujourd'hui, quelques best-sellers plus tard[11], nous ne pouvons que nous réjouir que cette idée, autrefois marginale, soit en train d'interpeller nos concitoyens. Il faut dire que le sucre nous prend au piège, et que ce n'est pas par hasard. Exhausteur de goût, conservateur, agent de texture, stabilisant, colorant… il est tout cela à la fois. Aux États-Unis, 80 % des 600 000 produits alimentaires vendus en contiennent. En Europe, on ne sait pas vraiment, mais on évoque le chiffre de 20 à 40 %. Vous voulez manger sans matière grasse, vous aurez un aliment plein de sucre. *Idem* si vous cherchez à manger sans gluten. D'où l'émergence des mouvements « no sugar ». Pas facile pourtant d'y renoncer, car nous sommes programmés pour l'aimer. Dès leur naissance, les bébés montrent une passion pour le sucré. Et si, en prime, celui-ci est mélangé à des matières grasses, nous pouvons devenir littéralement accros. Non, je n'exagère pas : Serge Ahmed, directeur de recherches au CNRS, explique que « chez les rats, le sucre est plus addictif que la cocaïne car il active deux fois le circuit de la récompense[12] ». Plaisir bon marché, le sucré nous rassure et nous aide à gérer notre anxiété. Parce que nous conseillons à certains de nos patients (en particulier, ceux souffrant de candidose) un régime dont tous les sucres sont bannis, y compris ceux de certains fruits, j'avais moi-même testé une alimentation zéro sucre pendant 3 mois. Pas facile à tenir, même si mon alimentation était déjà qualitative. Pourtant, très vite, les bienfaits se font sentir : meilleur sommeil, énergie plus stable, peau plus lumineuse avec, à l'arrivée, la sensation de m'être désaccoutumée définitivement. Depuis, je suis beaucoup plus sensible à l'excès de sucre dans les produits tout faits (même en bio), et j'ai surtout vraiment changé mon regard sur cette addiction collective, notre doudou à nous. Ce qui me semble important de comprendre, c'est que le sucre simple n'existe pas dans la nature, tel quel. Sa fabrication passe nécessairement par un processus industriel. Et notre organisme n'est pas programmé pour en bénéficier (sans effets secondaires, pourrait-on dire). Or, ce sucre est aujourd'hui omniprésent dans notre environnement. D'où l'intérêt de lui rendre sa rareté et de le réserver aux jours de fête. Et le fructose ? Ben non, en fait : le fructose c'est la même chose ! Sous son masque pseudo-naturel, c'est un sucre de demi-synthèse, issu du raffinage des betteraves, topinambours ou maïs. Le journaliste scientifique spécialiste de nutrition Thierry Souccar parle à son sujet de « Frankenstein sucre » car il semble aussi dangereux que les autres. Comme il l'explique, des études épidémiologiques conduites aux États-Unis ont montré que la consommation de ces aliments au « sucre de fruits » est associée à un risque plus élevé de surpoids, voire de diabète ; d'autres études se veulent plus rassurantes. Mieux vaut quand même consommer le fructose dans les fruits directement, là où les fibres vont ralentir son passage dans le sang et éviter les aliments qui en sont enrichis.

Le problème ? Hautement acidifiant, le sucre et ses dérivés sont responsables de multiples problèmes de santé, allant de la carie dentaire aux troubles nerveux, voire psychiques (l'hyperactivité des enfants est souvent liée à un problème de gestion de la glycémie), en passant par des problèmes intestinaux, de déminéralisation, des maladies inflammatoires, de carences vitaminiques, de déséquilibres du foie (pouvant aller jusqu'à la cirrhose) comme du pancréas, de diabète de type 2, de syndromes métaboliques… Et ne croyez pas que j'exagère, je suis probablement en dessous de la vérité. Sans arrêt, de nouvelles études font le lien entre surconsommation de sucre et problèmes de santé. Face à ce problème majeur de santé publique, l'OMS a préconisé[13] de limiter la quantité de sucres simples que nous mangeons à moins de 10 % de la ration énergétique quotidienne, voire 5 % dans la mesure du possible. Il était temps. Lorsque l'on sait qu'un Français consomme en moyenne 100 g de sucres rapides par jour, soit 15 à 20 % de son apport énergétique quotidien, on se dit que ce n'est pas gagné.

« No sugar, thank you[14] ! »

Le gourou de cette nouvelle croisade des no-sugar est un endocrinologue américain, Robert Lustig. Sa conférence « Sugar: the Bitter Truth[15] » a été visionnée plus de 5 millions de fois sur YouTube. Il y explique, lui aussi, qu'il faut limiter au maximum le sucre dans notre alimentation, en particulier le fructose qui, métabolisé par le foie, comme l'alcool, est immédiatement transformé en graisse : « Boire un jus de fruits revient à faire du gras ! » insiste-t-il. Et il n'est pas le seul. Aux États-Unis comme au Royaume-Uni, les best-sellers se suivent et se ressemblent, insistant sur la nécessité de renoncer à ce plaisir facile si l'on veut protéger sa santé. En France, prenant exemple sur les stars hollywoodiennes, nous sommes de plus en plus nombreux à conseiller cette approche *slow sugar* à nos clients. Comment faire pour éviter le sucre ? En cuisinant des produits frais au quotidien, en évitant les édulcorants qui entretiennent l'envie de sucré, en limitant aussi le nombre de fruits que l'on consomme – je conseille pour ma part d'en manger deux ou trois par jour au maximum, en limitant les plus sucrés comme le raisin ou les pommes très douces –, et en osant manger du (bon) gras, qui apporte de la saveur et aide à stabiliser l'appétit.

En détox, qu'est-ce que je fais ? Je supprime le sucre sous toutes ses formes, donc, bien sûr, le sucre blanc, roux ou complet, le chocolat et les sucreries, mais aussi le pain blanc, les pommes de terre non bio, les galettes de riz soufflé, le miel, les betteraves cuites… En fait, ce que l'on cherche à éliminer pendant un temps ce sont les aliments ayant un index glycémique élevé, c'est-à-dire ceux dont les glucides passent rapidement dans le sang. L'objectif étant de sortir du Yo-Yo glycémique, et donc de préserver son pancréas. Pas évident, en fonction de son niveau d'addiction, mais une bénédiction pour notre corps. À défaut de consulter sans arrêt une table glycémique, retenez avant tout qu'il importe d'éliminer les aliments raffinés, industriels, et ceux très sucrés en goût. Car le sucre appelle le sucre, et renforce l'envie de manger…

IG élevé (>70)	**IG modéré (entre 56 et 69)**	**IG bas (< 55)**
Fruits		
Dattes 103	Abricots frais 57 Melon 67 Cerises 63 Papaye 56 Banane bien mûre 65 Figues séchées 61 Raisins secs 64 Ananas 59 Abricots au sirop 64 Pêches au sirop 58	Pomme fraîche 38 Abricots secs 30 Pamplemousse 25 Raisin 53 Banane pas trop mûre 52 Kiwi 53 Poire 38 Orange 42 Jus de pomme sans sucre ajouté 44 Jus de pamplemousse sans sucre ajouté 48 Jus d'orange pur jus 50 Jus de tomate 38
Fruits oléagineux		
		Noix de pécan 10 Noix de cajou salées 22 Cacahuètes grillées salées 14
Légumes		
		Tous les légumes ont un IG bas, voire très bas (<15) Carottes crues 16 Carottes cuites 47

IG élevé (>70)	IG modéré (entre 56 et 69)	IG bas (< 55)
Légumineuses		
		Lentilles vertes séchées cuites à l'eau 48 Lentilles corail 26 Lentilles en conserve 48 Pois chiches secs cuits à l'eau 28 Petits pois 41
Soja et produits dérivés		
		Lait de soja enrichi en calcium 36 Yaourt au lait de soja et aux fruits 50 Tofu (ne contient pas de glucides)
Pomme de terre		
Pomme de terre cuite au four 95 Purée de pommes de terre instantanée 83 Pomme de terre pelée bouillie 78 Pomme de terre nouvelle avec la peau bouillie 78 Frites 82	Pomme de terre avec la peau à la vapeur 65	Patate douce cuite 46 Chips 54
Céréales et produits dérivés		
Baguette blanche 95 Baguette blanche (60 g) avec pâte à tartiner au chocolat (20 g) 72	Pain complet 65 Baguette blanche (60 g) avec beurre (10 g) et confiture de framboise (20 g) 62	Pain intégral 49 Pumpernickel (pain noir allemand) 50 Biscuit sec petit-beurre 50

IG élevé (>70)	IG modéré (entre 56 et 69)	IG bas (< 55)
Céréales et produits dérivés (suite)		
Pain de mie blanc 70 Pain de mie complet 71 Biscotte blanche 68 Gaufres 76 Barquette abricot LU® 71 Corn-flakes Kellogg's® 77 Corn pops Kellogg's® 80 Rice krispies Kellogg's® 82 Smacks Kellogg's® 71 Flocons d'avoine instantanés 82 Galettes de riz soufflé 85 Riz à cuisson rapide 6 minutes 87	Croissant 67 Bichoco Prince®, BN® 56 Flocons d'avoine traditionnels 59 Spécial K Kellogg's® 56 Riz blanc cuit à l'eau 64 Riz basmati 58 Gnocchis 68 Polenta 68	LU P'tit déjeuner choc® 42 All-Bran Kellogg's® 34 Müesli naturel 49 Macaronis 47 Vermicelles 35 Spaghettis cuisson 10-15 minutes 44 Blé Ebly® cuisson 10 minutes 50 Riz brun 50 Pizza suprême Pizza Hut® 36
Sodas, boissons		
	Coca-Cola® 63 Fanta orange 68 Bière 66	
Sucres, sucreries, snack		
Glucose 100 Confiseries 78	Sucre blanc (saccharose) 68 Barre chocolatée Mars® 68 Chocolat au lait 64 Miel mélange commercial 62 Confiture 66	Fructose 10 Snickers® 41 Twix® 44 M&M's® 33 Sirop d'érable 54 Confiture d'abricots à teneur réduite en sucre 55 Nutella® 33

IG élevé (>70)	IG modéré (entre 56 et 69)	IG bas (< 55)
Produits laitiers		
	Lait concentré sucré 61	Yaourt aux fruits pauvre en matières grasses 26 Lait entier 27 Lait demi-écrémé 30 Glaces 47
Viandes, œufs, produits de la mer		
Aliments influençant peu la glycémie car ils contiennent peu, voire pas, de glucides[16]		

• **La viande et les excès de protéines.** Il semble aujourd'hui plus facile de faire le procès de la viande que celui du sucre. En effet, les études se suivent et se ressemblent, soulignant à quel point l'excès dans ce domaine peut nous être néfaste. D'ailleurs, à la question « Sommes-nous faits pour manger de la viande ? », je pense que la réponse est non ! Notre physiologie nous fait davantage ressembler à un grand singe anthropoïde qu'à un chacal : par exemple, notre intestin est près de trois fois plus long que celui d'un carnivore, ce qui va générer la présence de putrescences toxiques lorsque l'on va en abuser. Nos reins ne possèdent pas non plus certaines enzymes (uréases, uricase et allantoïnase) en même proportion que ce carnivore, ce qui fait que nous aurons plus de mal à éliminer les toxines générées par une consommation excessive de viande. Alors, devons-nous pour autant être végétariens ? Pas forcément. Chacun est libre de faire comme il le sent, mais il devra dans tous les cas modérer énormément sa consommation de viande, à quatre portions hebdomadaires maximum hors détox (avec une seule fois de la viande rouge, sauf cas particulier).

Le problème : Les viandes contribuent à l'acidification de notre organisme, laquelle génère un état pré-inflammatoire permanent et fait le lit de toutes les pathologies d'aujourd'hui. À l'excès de viande, rouge spécifiquement, peut également être associée une surcharge de l'organisme en fer, notamment lorsqu'on en élimine peu, ce qui est le cas des hommes et des femmes après la ménopause. Le fer est une source majeure de radicaux libres, et son excès est associé dans certaines études à un risque accru de cancer et d'athérosclérose. Les graisses présentes dans la viande rouge, en majorité saturées ou de type oméga 6, pourraient également jouer un rôle néfaste. Dans les viandes cuisinées ou préparées industriellement, c'est la présence de sodium, de nitrites ou la formation de composés cancérigènes qui posent problème. Enfin, la viande est le plus souvent cuite à température élevée : elle apporte alors des substances mutagènes qui peuvent également favoriser certains cancers, les amines hétérocycliques aromatiques (AHA). S'il est préférable d'éviter de consommer les « jus » de cuisson des viandes, il faudrait aussi ne pas manger les parties carbonisées des viandes et volailles rôties, et ne pas utiliser un barbecue horizontal pour la cuisson, laquelle génère des hydrocarbures aromatiques polycycliques, eux aussi cancérogènes. Vous avez vu, la liste est longue des problèmes sanitaires liés à la consommation de viande, et pas vraiment *glamour*. Plusieurs études épidémiologiques ont d'ailleurs confirmé que les personnes qui consomment le plus de viande rouge ont un risque plus élevé de cancers, notamment digestifs[17].

Un lien dorénavant prouvé entre consommation de viande et inflammation

Une étude parue dans *Proceedings of the National Academy of Sciences*[18] va dans le même sens : des chercheurs de l'Université de Californie suggèrent que c'est la présence d'un sucre particulier dans la viande rouge – un acide sialique non humain, l'acide N-glycolylneuraminique (Neu5Gc) – qui pourrait favoriser l'inflammation et la progression du cancer : « Il existe un lien épidémiologique de longue date entre la consommation de viande rouge et l'incidence des cancers, de l'athérosclérose, du diabète de type 2 et de la mortalité toutes causes confondues. Même si ces maladies ont des origines multifactorielles, toutes sont aggravées par une inflammation chronique » expliquent les chercheurs. « Il existe une corrélation entre un régime alimentaire riche en viande rouge et des marqueurs de l'inflammation, et un dysfonctionnement endothélial. » Il semble alors que la consommation de viande, et donc de cette molécule étrangère, conduit le système immunitaire du corps humain à générer constamment des anticorps afin de lutter contre cette dernière. Ces résultats pourraient également expliquer les liens possibles entre la consommation de viande rouge et d'autres maladies exacerbées par une inflammation chronique comme l'athérosclérose et le diabète de type 2.

En détox, qu'est-ce que je fais ? On arrête purement et simplement la viande et la charcuterie pendant quelque temps, on va chercher ses apports protéiques dans le poisson (de qualité), certains produits laitiers frais, et certains végétaux. Et si vous persistez à consommer de la viande blanche, choisissez des filières et des modes de production respectueux du bien-être animal et de l'environnement, et privilégiez les modes de préparation hypotoxiques (cuissons douces ne générant pas de parties grillées).

La viande rouge, aussi néfaste pour la planète que pour nous

Le Dr Dean Ornish est un chercheur végétarien et ex-médecin de Bill Clinton. Selon lui, ce qui est bon pour nous est également bon pour la planète. Et *vice versa*. Il a ainsi rappelé, parallèlement à l'étude de Harvard que nous venons d'évoquer, que l'élevage des animaux dans le monde produit plus de gaz à effet de serre que tous les moyens de transport humains réunis mesurés en « équivalent de dioxyde de carbone » (18 % pour l'élevage contre 13 % pour les moyens de transport). Cet élevage serait également responsable de 37 % des émissions de méthane, un gaz 23 fois plus toxique pour la couche d'ozone que le dioxyde de carbone, et produirait jusqu'à 65 % de tout l'oxyde nitrique produit par l'homme, un gaz qui réchaufferait la planète 296 fois plus que le dioxyde de carbone. À cela s'ajoute le fait que l'ensemble des cheptels utiliseraient 30 % de la surface du globe, contribuant de manière essentielle à la déforestation. Dean Ornish s'attaque ensuite au bilan énergétique de la production de viande : 40 % des céréales cultivées à travers le monde servent à nourrir les 56 milliards d'animaux d'élevage existant. La production de 1 kg de viande de bœuf nécessitera 13 kg de céréales et 30 kg de fourrage. Cette quantité de céréales et de fourrage aura eu besoin de 43 000 litres d'eau pour être produite. Ses conclusions sont sans appel : « À une époque où presque 50 % de la population mondiale est sous-nourrie, choisir de manger plus de produits végétaux et moins de viande rouge est meilleur pour chacun d'entre nous – nous-mêmes, ceux que nous aimons et notre planète[19]. »

• **L'alcool**. De nombreuses études ont montré les bénéfices de la consommation modérée d'alcool sur la mortalité cardio-vasculaire. Résultats : les hommes qui consomment de l'alcool plus d'une fois par semaine ont un risque de mortalité coronarienne réduit de 48 % par rapport à ceux qui n'en consomment jamais ou rarement. Chez les femmes, ce risque est réduit de 38 %. Des chercheurs américains qui ont publié un article sur ce sujet dans *Mayo Clinic Proceedings* confirment que des bénéfices cardio-vasculaires sont observés avec une consommation légère à modérée d'alcool, idéalement du vin rouge pris avant ou pendant le repas du soir[20]. Même si, comme nous le verrons, la dose fait ici aussi le poison. Ainsi, une méta-analyse incluant 1 million de personnes a confirmé que la consommation légère à modérée d'alcool – oui, j'ai bien écrit, légère à modérée – était associée avec une mortalité diminuée : le maximum de protection était relevé avec ½ à 1 verre par jour pour les femmes et 1 à 2 verres par jour pour les hommes[21]. Ce n'est pas tout : des apports légers à modérés d'alcool amélioreraient la sensibilité à l'insuline, réduiraient l'inflammation et amélioreraient la santé des vaisseaux sanguins. En particulier, par le vin rouge, qui est riche en polyphénols ayant des propriétés antioxydantes, anti-inflammatoires et antiplaquettaires. Mais si l'on dépasse ces seuils, la consommation de 2,5 verres par jour pour les femmes et de 4 verres par jour pour les hommes augmente le risque de décès. C'est pourquoi, en France, le Haut Conseil de la santé publique (HCSP) a rappelé que l'alcool en quantité raisonnable peut jouer un rôle protecteur contre les maladies cardio-vasculaires et maintenu la recommandation d'une consommation maximale de 2 verres par jour pour les femmes et de 3 verres par jour pour les hommes.

Le problème : L'alcool est un oxydant majeur, qui participe au phénomène de vieillissement accéléré. Il va dessécher petit à petit les glandes du tube digestif, puis insidieusement épuiser le foie, les reins, les capillaires sanguins et le cerveau. La surconsommation d'alcool est liée à des pathologies graves : cirrhose, AVC, cancers du côlon-rectum, du sein, du larynx et du foie. Elle augmente aussi le risque cardio-vasculaire. L'alcoolisme est en effet une cause fréquente d'hypertension. Concernant les AVC, un effet protecteur existe avec une consommation légère à modérée, mais le risque augmente en cas de forte consommation : ainsi, une étude sur 47 000 femmes japonaises suivies pendant 17 ans a montré que la consommation de 300 g par semaine d'alcool (plus de 21 verres par semaine) doublait le risque d'AVC[22]. L'alcool augmente aussi la violence et le risque d'accidents de la circulation.

En détox, qu'est-ce que je fais ? Parce que la consommation d'alcool entraîne une surcharge de travail hépatique, mieux vaut cesser de boire toute boisson alcoolisée (y compris la bière et le cidre) lors de votre programme détox. Vous n'aurez que plus de plaisir à retrouver ensuite votre vin (rouge) biologique préféré.

• **Les féculents.** Notre consommation de pain, de céréales, de pommes de terre et de légumineuse a subi de très fortes variations au cours des cinquante dernières années. La consommation de pain est passée de 120 kg par an et par personne à 60 kg en 1995. Même tendance pour les pommes de terre, dont les niveaux sont passés, en cinquante ans, de 153 kg à 64 kg par an et par personne, et pour les légumineuses de 3,1 kg à 1,4 kg. En revanche, la tendance est inverse pour notre consommation de céréales, laquelle est passée de 13 kg par personne au milieu du XIXe siècle contre 28 kg à la fin du XXe. Il n'empêche, en faisant l'addition, on constate que les Français qui engouffraient 289 kg de pain, pâte et purée, n'en mangent plus que... 153 kg ! Même s'il existe de grandes variations régionales, on ne peut que constater que cette consommation s'est effondrée. Faut-il s'en désoler ? En fait, pas vraiment. Les céréales raffinées n'apportent guère que de l'amidon, et 9 à 12 % de gluten, cette fraction protéique des céréales étant très remise en question. Elles sont la plupart du temps blanchies, dévitalisées, privées de leurs fibres, de leurs enzymes, et de quasiment toutes les vitamines. Ce sont des aliments « carencés et carençants » : la farine de blé perd ainsi, après raffinage, 100 % de ses fibres, 100 % de sa vitamine A, 85 à 97 % de ses vitamines B, 60 % de la vitamine E, 72 % du phosphore, 20 % des protéines, et 75 à 85 %

des autres oligoéléments (magnésium, manganèse, zinc...). Bref, un carnage ! Et sans parler des dommages liés au mode agricole intensif utilisé pour faire pousser ce blé, qui fait que votre pain complet (vous vouliez faire les choses bien) mais non bio sera plein de produits chimiques bien installés dans le son de la céréale. S'il est en plus panifié à la levure, votre pain complet sera en plus hautement déminéralisant, donc acidifiant : en effet, l'acide phytique du son de blé est particulièrement agressif pour les réserves calciques humaines. Au contraire, s'il est fait au levain, la phytine est scindée par lactofermentation naturelle, et l'acidose potentiellement toxique du pain est neutralisée. Je récapitule pour ceux qui n'auraient pas suivi : mieux vaut consommer du pain blanc ordinaire que du pain au son ou complet ni biologique, ni au levain. L'idéal dans un premier temps : le pain complet au levain bio. Car dans un second temps, on va se pencher sur les céréales consommées... pour découvrir qu'elles sont loin d'être toujours nos alliées. Les études se bousculent au portillon ces derniers temps sur les liens entre la consommation de gluten et l'inflammation. Et l'intolérance au gluten n'apparaît plus vraiment comme une lubie destinée à se rendre intéressant lors des dîners en ville.

Le problème : Difficile dans un pays agricole de critiquer les féculents, une gloire de notre production nationale et de notre industrie agroalimentaire, et en particulier de remettre en question les vertus du blé. Et pourtant… La plupart des féculents vendus dans le commerce ont un index glycémique élevé (c'est vrai pour presque tous les pains proposés à la vente, la majorité des céréales du petit déjeuner, la plupart des plats de pommes de terre, le riz blanc etc. ; même le pain complet, s'il est à base de blé et de levure, a un IG élevé). Ce qui se traduit chez les sédentaires non seulement par une prise de poids, mais aussi, à longue échéance, par un risque accru de diabète. Lorsqu'on limite la charge glycémique du repas, soit en choisissant des glucides à IG bas (qu'on consomme en petite quantité), soit en les réduisant drastiquement, on maigrit. Comme l'explique le spécialiste Thierry Souccar : « Qu'un régime à base de céréales soit bon pour les chevaux, c'est probable ! » Mais pas pour nous, c'est certain. D'autant moins que notre corps sait convertir en graisses les glucides en excès qu'ils apportent (grâce à l'insuline sécrétée par le pancréas, chargée de mettre en réserve les glucides dont nous ne savons que faire). Récemment, plusieurs équipes de chercheurs ont montré que ces aliments – et l'insuline qu'ils stimulent – sont aussi à l'origine d'une épidémie de stéatose hépatique, c'est-à-dire une épidémie de foie gras chez les humains. Selon eux, près de la moitié de la population américaine souffrirait de stéatose hépatique. Pour David Ludwig de l'hôpital pour enfants de Boston, l'un des meilleurs connaisseurs

des glucides, les recommandations nutritionnelles visant à se détourner des corps gras ont conduit les gens à consommer toujours plus de glucides et de féculents, avec comme conséquences une augmentation de l'adiposité jusque dans le foie. Ce n'est pas tout : comme nous l'avons évoqué, les céréales en excès peuvent nuire à la santé osseuse et à la masse musculaire. Car elles contribuent, dans certaines conditions, à acidifier l'organisme, un facteur de risque de perte osseuse et de fonte musculaire.
D'ailleurs, contrairement à la croyance, l'apport de féculent ne réduit en rien le risque cardio-vasculaire, comme le montre une analyse de 11 études américaines et européennes, réalisée sur 344 696 sujets : elle n'a pas trouvé qu'en remplaçant les graisses saturées par des glucides on diminuait le risque d'infarctus. Au contraire, cette stratégie était associée à un risque légèrement augmenté[23]. D'autres études sont, depuis, venues la confirmer. Alors que faire ? Au quotidien, choisir ses féculents avec soin et les consommer avec modération quand on est sédentaire, et privilégier fruits, légumes et tubercules type patate douce, sachant que notre physiologie est tout à fait compatible avec un régime zéro céréale. Aucun argument connu à ce jour, qu'il soit physiologique, biochimique ou évolutionniste, ne peut laisser penser que les produits céréaliers soient indispensables à l'espèce humaine – qui n'en a pas consommé pendant 7 millions d'années, soit la quasi-totalité de sa présence sur Terre, et a néanmoins perduré. Aucun des constituants

nutritionnels des céréales n'est spécifique à ces plantes : on les trouve ailleurs. On peut donc s'en passer : l'École de santé publique de Harvard dans son *Alternative Healthy Eating Index* indique clairement que « les produits céréaliers ne sont pas indispensables à la bonne santé ».

Haro sur le gluten ?

Les présomptions se transforment de plus en plus en certitudes : les céréales à gluten favorisent ou entretiennent les maladies auto-immunes. Celles qui sont le plus consommées en France sont des céréales à gluten – seigle, avoine, blé, orge –, un ensemble de protéines à l'origine d'une maladie auto-immune redoutable : la maladie cœliaque. De surcroît, une portion importante de la population (6 à 10 % selon les études) serait sensible au gluten ou à d'autres constituants des céréales qui le contiennent, même en l'absence d'auto-immunité. Cette sensibilité au gluten se traduit par une myriade de troubles (migraine, fatigue, etc.) qui cessent lorsque le gluten n'est plus consommé[24]. Une étude canadienne parue dans *Journal of Nutrition* semble donner raison aux personnes vigilantes sans être franchement allergiques (cette sensibilité au gluten étant difficile à diagnostiquer du fait de l'absence de marqueurs sanguins ou de lésions intestinales) : chez de jeunes adultes, la consommation de gluten est associée avec la présence dans le sang de marqueurs de l'inflammation (en particulier d'alpha-2 macroglobuline, un marqueur de l'inflammation et de la libération de cytokines). Cela suggère que le gluten a un effet sur l'état inflammatoire de l'organisme. Une autre étude parue dans *Nutrients*[25] va dans le même sens, montrant que le gluten augmente, chez tout le monde, la perméabilité intestinale – celle-ci est un facteur clé dans le déclenchement des réactions inflammatoires et des maladies auto-immunes, car elle favorise le passage anormal dans l'organisme, depuis le tube digestif, de fragments de protéines ou antigènes qui pourront déclencher une réponse du système immunitaire. Autant d'éléments qui ne font que confirmer les travaux du Pr Jean Seignalet, lequel, à l'époque, avait pourtant été bien raillé par le pouvoir médical en place : il avait en effet conçu son régime hypotoxique sans gluten ni laitages, sur le principe que le gluten augmente la perméabilité intestinale et peut donc favoriser le passage de fragments protéiques qui déclenchent chez certains inflammation et auto-immunité. Cette étude confirme le bien-fondé de ces travaux.

En détox, qu'est-ce que je fais ? Mieux vaut privilégier les légumes secs sans excès et certains produits céréaliers complets, si possible sans gluten : sarrasin, riz complet, quinoa, chanvre, chia… Autant de céréales qui n'ont pas été « trafiquées » et dont l'assimilation glycémique est donc plus normale.

- **Les lipides, les graisses saturées.** La détox étant un moment où l'on va chercher à soulager certains de nos organes, et le foie en particulier, il est clair qu'il va falloir mettre la pédale douce sur les matières grasses en général. Il n'est néanmoins pas question de les éliminer toutes – certaines d'entre elles participant largement à un mode de vie sain –, mais uniquement d'être vigilant, au moins pendant un temps.

Histoires d'oméga

Les acides gras polyinsaturés, notamment les oméga 6 (essentiellement l'acide linoléique) et les oméga 3 (l'acide alpha-linolénique ou ALA), sont dits « essentiels » car notre corps ne peut les fabriquer lui-même. Il est donc nécessaire de les trouver dans l'alimentation, en particulier grâce aux huiles végétales. Cependant, les oméga 6, avec leurs vertus hypocholestérolémiantes, et les oméga 3, qui participent, entre autres, à la protection cardio-vasculaire, doivent être apportés dans des proportions équilibrées. Les études scientifiques s'accordent à conseiller un ratio oméga 6/oméga 3 inférieur à 4/1. Ce qui est loin d'être le cas pour notre alimentation, qui s'avère carencée en oméga 3 au profit des oméga 6. D'où l'importance de rechercher des huiles riches en oméga 3. À cela s'ajoute l'autre famille d'acides gras, les mono-insaturés. Il s'agit essentiellement de l'acide oléique, chef de file des oméga 9, qui tire son nom de l'huile d'olive dont il est le principal constituant. Les mono-insaturés ont un effet bénéfique sur notre organisme, dans la prévention des cancers et des maladies auto-immunes et la protection des accidents cardio-vasculaires. Cependant, en trop grande quantité (plus de 50 g par jour), certaines études ont montré que les acides gras mono-insaturés pouvaient avoir l'effet inverse en augmentant le taux de LDL, le « mauvais cholestérol ». On va donc chercher à se procurer l'ensemble de ces acides gras dans des proportions équilibrées : le rapport oméga 9/oméga 6/oméga 3 devant idéalement se rapprocher de 10/2,5/1.

À consommer avec modération : l'huile de colza. Elle possède tous les acides gras dans des proportions quasi idéales et pour un prix modique. C'est la plus pauvre (avec l'huile de noisette) en acides gras saturés. Et elle permet de rééquilibrer le taux en oméga 3 essentiel. Contrairement à la croyance, il est tout à fait possible de l'utiliser en cuisson, même s'il vaut mieux s'en servir en assaisonnement (ce qui limitera l'apparition de produits de dégradation dus à la chaleur car elle est très insaturée). Le pompon : les oméga 3 de l'huile de colza sont facilement utilisables par le corps, avec une biodisponibilité de 70 %. D'autres huiles possèdent des quantités appréciables d'oméga 3, notamment celles de soja et de noix, mais elles restent trop riches en oméga 6 ; on évitera donc de les consommer quotidiennement. En queue de peloton, l'huile de tournesol et l'huile de pépins de raisin, peu adaptées à nos besoins nutritionnels est à limiter, voire à éviter, en tout cas de manière exclusive et régulière. Ne négligeons cependant pas les huiles riches en mono-insaturés, comme l'huile d'olive ou l'huile de noisette : grâce à sa richesse en acide oléique, la première va gêner le métabolisme des oméga 6 et ainsi favoriser le rôle des oméga 3.

De plus, elle est très riche en antioxydants et supporte très bien la cuisson.

Le problème : Les graisses et huiles raffinées (comme les margarines et les huiles végétales sous forme concrète) ont subi entre 12 et 15 opérations physiochimiques pour être purifiées : on les éliminera donc sans regret, même si leur avantage est de bien se conserver. Elles sont profondément carencées, ne contenant plus de lécithine par exemple, et hypercholestérolémiantes : elles concourent donc à l'encrassement lipidique et à la multiplication des radicaux libres favorisant le vieillissement. On sait aussi que les acides gras saturés (comme ceux qu'on trouve dans le beurre, les viandes, le lait) consommés en excès ont tendance à favoriser les maladies cardio-vasculaires en élevant également le taux de cholestérol sanguin. Les huiles végétales, de leur côté, en renferment relativement peu comparé aux graisses animales (autour de 10 % pour la plupart).

En détox, qu'est-ce que je fais ? *Exit* les graisses animales – charcuterie, beurre, fromages trop gras – et vigilance sur les graisses végétales : on utilise pour l'assaisonnement environ 2 cuillerées à soupe d'huile (1 de colza et 1 d'olive par exemple), on ne mange pas trop d'oléagineux (qui surchargent aussi le foie, qu'on se le dise !), et on conserve néanmoins quelques matières grasses par l'intermédiaire d'une consommation sans excès d'olives, d'avocat, de graines de lin (soit réduites en poudre, soit trempées et mixées puis consommées sous forme de crème ou de lait) et de poissons gras des mers froides.

- **Les produits laitiers.** Objets d'informations, de désinformations, de contre-informations, les produits laitiers ne manquent pas de faire débat. Leurs qualités : ils sont une source de protéines qualitatives et peu onéreuses. Certains yaourts favorisent la « bonne » flore intestinale, avec un impact bénéfique sur l'immunité (ce qui peut expliquer que leur consommation pourrait diminuer légèrement le risque de cancer du côlon, selon certaines études).

Le problème : À dose de 3 ou 4 laitages quotidiens, c'est-à-dire les recommandations officielles françaises, les risques pourraient néanmoins l'emporter sur les bénéfices. Pourquoi ? Trop riches en sel et en graisses saturées, les produits laitiers apportent trop de calories pour le volume ingéré (on dit que leur densité calorique est trop élevée). Trop acides – en particulier, les yaourts et le fromage –, ils altèrent notre équilibre acido-basique, ce qui peut perturber la fixation du calcium osseux. D'ailleurs, il n'existe à ce jour pas de preuves scientifiques qu'en en consommant en quantité ils jouent un rôle dans la prévention de l'ostéoporose. Au contraire. Mais ce n'est pas la seule croyance les concernant qui est mise à mal. Autre contre-vérité : en fait, les produits laitiers détériorent notre niveau de vitamine D. Explication : la vitamine D active nous protège de plusieurs maladies comme le cancer. « Lorsqu'on consomme de grandes quantités de laitages, on absorbe dans le même temps beaucoup de calcium, qui fait baisser le niveau de vitamine D active dans plusieurs organes, comme la prostate, et nous prive d'une protection naturelle. On pense que ce mécanisme explique pourquoi les gros consommateurs de laitages ont un risque plus élevé d'être atteints par la forme la plus agressive du cancer de la prostate », explique le journaliste scientifique Thierry Souccar[26]. Il poursuit : « Les laitages enrichis en vitamine D n'ont aucun intérêt car la quantité de vitamine D qui leur a été ajoutée est trop faible du fait de la réglementation. »

En détox, qu'est-ce que je fais ? S'il semble important en temps normal de ne pas consommer plus de 2 laitages quotidiennement, on les limitera encore davantage en cure détox. Soit en n'en consommant pas du tout, soit en les réduisant à deux ou trois par semaine le temps de la cure. Vous les choisirez alors bio, car les matières grasses des laitages fixent les pesticides. Et vous préférerez ceux de chèvre ou de brebis, plus faciles à digérer et moins allergènes (et surtout moins trafiqués industriellement). Quant à la question (récurrente) « Y a-t-il un risque d'être carencé en calcium si on élimine les produits laitiers de son alimentation ? » sachez que la réponse est non. Il existe d'autres sources de ce minéral comme les légumes (en particulier ceux de la famille des choux), les sardines (c'est encore mieux si on les mange avec les arêtes), les amandes, les graines de sésame (ce qui explique que les végétaliens consomment du gomasio, un sel de mer mixé avec des graines de sésame concassées et grillées, un délice...), voire certaines eaux minérales...

- **Le sel.** Nos ancêtres du paléolithique consommaient moins de 600 mg de sodium par jour, soit moins de 1,5 g de sel quotidien. Aujourd'hui, nous en avalons environ 6 fois plus. Dans le même temps, nous ne consommons pas plus de 2 g de potassium par jour, alors que nos ancêtres en consommaient près de 10 g. Or, ce ratio chlorure de sodium/potassium a un impact considérable sur notre santé, un tel renversement expliquant probablement les problèmes sanitaires comme l'hypertension ou l'ostéoporose auxquels nous sommes confrontés. Aujourd'hui, les experts américains conseillent de ne pas dépasser les 6 g de sel par jour, et de veiller à consommer suffisamment de potassium (que l'on va trouver dans les légumes verts, en particulier).

Le problème : Selon Pierre Meneton, chargé de recherche à l'INSERM sur ce sujet, l'excès de sel serait responsable de 25 000 décès par an en France et de 75 000 accidents cardio-vasculaires. Sans compter le nombre de personnes hypertendues ; en effet, compte tenu de la relation connue entre hypertension et accident vasculaire cérébral (AVC), on peut imaginer qu'en diminuant le sel alimentaire on préviendrait une proportion significative des AVC non comptabilisés ici.

En détox, qu'est-ce que je fais ? J'apprends à solliciter à nouveau mes papilles, en diminuant fortement le sel et les produits qui en contiennent. Évitez de mettre une salière à table pendant les repas (et, si nécessaire, préférez la sauce soja, moins salée), limitez les produits qui en contiennent (bouillon cube, gâteaux apéritif, charcuteries, fromages, produits industriels tout prêts… même si, normalement, en cure détox, on ne devrait guère consommer ces produits-là !). De mon côté, ce que j'ai pu constater (et qui n'a donc pas valeur scientifique mais juste valeur d'exemple), c'est que la diminution drastique du sel fait fondre la cellulite en quelques jours. Vous pouvez aussi parfumer les aliments avec un mix poivre et curcuma, hautement anti-inflammatoire. Ou les faire revenir dans un peu d'huile de graines de moutarde, délicieuse.

On oublie aussi…

Les poissons fumés. Comme les aliments cuits au barbecue horizontal, ils contiennent des quantités importantes d'hydrocarbures aromatiques cancérogènes (deux éléments augmentent la production de benzopyrène : la teneur en lipides des aliments – palme d'or, donc, pour le porc et le mouton cuits au barbecue –, et le contact avec la flamme et la durée de cuisson).

Les édulcorants de synthèse. De nombreuses suspicions les concernent pour des risques digestifs, oculaires et surtout neurologiques. À tort ou à raison ? Pour ma part, je n'ai pas vraiment envie de jouer les animaux de laboratoire. Mieux vaut s'en passer selon moi, et pas seulement en cure détox. L'idée est de se désintoxiquer du sucre, et donc de se déshabituer à son goût, pas de le remplacer par un produit chimique industriel. Si vous mourez d'envie d'une note sucrée – en particulier en fin de repas, comme c'est le cas souvent –, prenez plutôt un carré de chocolat (idéalement cru, c'est-à-dire un chocolat préparé à basse température afin de préserver au maximum ses propriétés nutritionnelles et sa saveur quasi addictive), une compote de pommes nature ou sucrée au sucre de fleur de coco ou à la stevia, une plante originaire d'Amérique du Sud au fort pouvoir sucrant (et au léger goût de réglisse).

Les excitants. Café, thé noir, chocolat, cola… Banalisés, ils ont fini par prendre une place considérable dans nos sociétés. Or, ils contiennent tous plus ou moins de caféine, et celle-ci n'est pas supportée par tout le monde. En plus, la majorité de ces produits contient des sucres ajoutés… En cure détox, mieux vaut apprendre à s'en passer (pas facile, je sais…), afin d'être capable d'en profiter avec modération et sérénité lorsque l'on aura envie de se faire plaisir. Ponctuellement, et avec des produits d'excellente qualité. Ici, comme souvent, la question n'est pas de s'interdire quoi que ce soit mais d'apprendre à privilégier la qualité et le plaisir sur la dépendance et les excès.

Le tabac. Bien sûr, il ne s'agit pas d'un aliment, mais sa présence dans nos vies justifie qu'on le mentionne. Inutile de faire une cure détox si vous êtes complètement accro à la cigarette. En effet, ses effets délétères sont tels qu'il est difficile de les compenser, même avec la meilleure volonté du monde. Est-ce à dire que la cure vous est interdite ? Sûrement pas. Mais profitez-en, sinon pour arrêter de fumer, du moins pour diminuer la quantité de cigarettes que vous grillez.

CHAPITRE IV

Les aliments à privilégier

Nous venons de voir tous les aliments qu'il convenait de réduire, voire de supprimer (juste un temps, et pas toute la vie, vous en êtes bien conscient ?). Alors maintenant, qu'est-il encore possible de manger ? Pendant quelques semaines, vous allez vous tourner vers une alimentation où les végétaux occuperont la place centrale (et encore davantage les légumes que les fruits), associés à un peu de poisson, éventuellement un peu de viande blanche pour les plus carnivores d'entre vous, quelques très bonnes huiles et des céréales sans gluten. Non, vous n'allez pas mourir de faim, juste apprendre une nouvelle manière de vous nourrir, manière qui, je l'espère, influencera votre vie même après la détox ! Non seulement vous allez nettoyer et alléger votre corps, mais aussi y gagner une nouvelle qualité de vie, voire en augmenter la durée. Si, si ! Dan Buettner, un explorateur américain qui a étudié les régimes des humains vivant le plus longtemps dans le monde[27] (notamment lors d'un projet pour le *National Geographic Magazine*) en a fait le constat implacable : ces populations ont un régime constitué principalement de végétaux, ainsi que de glucides à index glycémique faible ou modéré comme le maïs (non industriel), les patates douces et les haricots.

Vrais ou faux amis ?

Les galettes de riz (ou autres céréales) soufflé. Présentées comme des en-cas sains, leur index glycémique surfe pourtant avec les excès (il est de l'ordre de 85) et est donc néfaste pour le pancréas, bien sûr, mais aussi pour le corps dans son ensemble, notre cerveau en particulier. Avec, à la clé, un risque d'obésité, de résistance à l'insuline, de diabète et de vieillissement prématuré. Mieux vaut manger une tranche de très bon pain que de devenir accro à ce type d'aliment au goût de polystyrène.

Les oléagineux. Les végétariens, comme de nombreuses personnes cherchant à optimiser leur alimentation, vouent un culte démesuré aux oléagineux. À tort ou à raison ? Il est vrai que ceux-ci – amandes, noix diverses, pignons de pin, sésame, graines de tournesol, de courge ou de lin – apportent des graisses de bonne qualité, sont plutôt savoureux et permettent de grignoter de manière relativement saine. J'ai dit, relativement. Car ils sont néanmoins très gras, et en cure détox, on va être vigilant à ne pas en abuser. Ce qui signifie ? Pas plus de 5 par jour, et on les consomme après les avoir fait tremper 30 minutes au moins dans de l'eau, l'idéal étant même de les faire tremper plus longtemps (6 à 8 heures), voire de les faire germer (pour les graines). Enfin, on les évite s'ils sont grillés et/ou salés, car ils perdent « quelques plumes » au cours de ces transformations en termes de bénéfices santé.

Le soja. Cette légumineuse très consommée en Asie est particulièrement prisée par les végétariens et végétaliens en raison de sa richesse en protéines. On peut alors la substituer aux viandes et aux produits laitiers grâce à différents produits comme le tofu ou le lait ou les yaourts de soja. À tort ou à raison ? Ici aussi le débat fait rage, et loin de moi la prétention de le clore définitivement. Il semble néanmoins que, sous forme lactofermentée – miso, tamari, tempeh, tofu –, il ne présente déjà aucun danger. Dans le cas contraire, il contient des facteurs pouvant avoir un impact sur notre santé (on parle de facteurs antinutritionnels) mais qui sont détruits par les cuissons à haute température. Les yaourts et les laits de soja que l'on achète dans le commerce bénéficient la plupart du temps de procédés de fabrication – dépelliculage, trempage et cuisson des graines de soja – qui éliminent de tels facteurs. Autre inconvénient : le soja, comme les légumineuses, contient beaucoup de purines, avec un effet acidifiant sur notre corps (comme les protéines en général). Forts de toutes ces informations, les experts recommandent aujourd'hui de consommer au maximum 400 g de soja par semaine (ce qui correspond environ à un produit par jour), en le choisissant biologique.

Le müesli. Cet aliment, originellement destiné aux montagnards, est bien difficile à digérer pour nos estomacs de citadins : le mix des différentes céréales, avec éventuellement quelques oléagineux, voire parfois enrichi en fruits secs, nécessite en effet d'avoir un système digestif à toute épreuve. C'est certain, les personnes qui en consomment disent ne pas souffrir

de faim dans la matinée… Mais à quel prix ! Si vous êtes accro, faites-le tremper *a minima* dès la veille au soir dans du lait d'avoine ou de riz.
La levure en paillettes. Incapable de régénérer notre flore, elle est surtout une source de purines très concentrées (pire que les abats, c'est dire…), donc très acidifiantes pour l'organisme. Et même si elle contient des vitamines du groupe B, elle génère trop de dysfonctionnements intestinaux pour nous intéresser. Parfois vendue sous une forme dite « vivante » ou « revivifiable », elle apporte alors davantage de vitamines B en bon état de biodisponibilité. Mais toujours pas de véritable régénération de la flore intestinale…

Le temps de la détox : légumes à gogo !

Et encore, pas n'importe quels légumes. Plus on est puriste, plus on va se tourner vers des légumes à feuilles vertes : roquette, fanes de radis, de navet, de betterave, brocolis, ainsi que les autres choux (dont le kale, le chou vraiment à la mode car très riche en chlorophylle et en antioxydants), le pissenlit, les poireaux, le persil, les épinards (encore plus intéressants en jeunes pousses), les bettes, le cresson, les diverses salades aussi… Tels sont les légumes les plus détox dont nous disposons. Ajoutez-y sans hésiter les courgettes, les carottes, le concombre, les endives, le fenouil, les radis, le poivron rouge, les navets… Utilisés aussi vite que possible après la cueillette, on va les préparer de la manière la plus respectueuse possible : crus, bien sûr, en salade, en carpaccio, en soupe froide, mais aussi avec des cuissons douces (vapeur douce et non Cocotte-Minute qui élève les aliments à des températures bien trop élevées, wok, dans de l'eau si c'est pour faire une soupe).

Le saviez-vous ?

- **L'artichaut.** Il aide à la digestion grâce à son action hépatique et lutte contre l'excès de cholestérol. Il est aussi un très bon diurétique. Mis à part sa consommation comme légume, on peut l'utiliser sous forme de jus, de gélules, d'infusion…
- **Le radis noir** est recommandé dans toutes les insuffisances du foie, pour stimuler la vésicule biliaire et éliminer les calculs. Si je conseille de le consommer régulièrement râpé en guise de crudités, je le trouve aujourd'hui trop fort pour être utilisé sous forme d'ampoule, le foie de nos contemporains ayant du mal à supporter un tel nettoyage au karcher !
- **L'asperge** est plus riche en antioxydants qu'on ne le croit, mais si elle nous intéresse ici, c'est surtout pour ses vertus drainantes qui vont agir au niveau des principaux émonctoires (foie, reins, intestins). Profitez-en au printemps après l'avoir attendrie à la vapeur douce.
- **Le pissenlit.** Très populaire en salade (et à juste titre), le pissenlit est un excellent draineur du foie, de la vésicule, ainsi que des reins. Riche en potassium, il contient aussi du fer, du calcium, du cuivre, ainsi

que des vitamines du complexe B, des caroténoïdes et des flavonoïdes. Ça vaut le coup d'aller le cueillir sur votre pelouse (et de bien le laver avant de le consommer si c'est le cas).

- **Le chou.** Il a de nombreuses propriétés curatives, en particulier au niveau de nos reins. Consommé râpé, à raison de 400 g par jour, il déclenche après quelques jours une abondante envie d'uriner. Le brocoli est un incontournable parmi les choux, grâce à son profil nutritionnel exceptionnel – vitamines C et K, minéraux et fibres, et surtout des nutriments nommés « glucosinolates », capables de réduire les inflammations et de prévenir certains cancers. Pour en bénéficier de manière optimale, mieux vaut le consommer cru ou très peu cuit. Plus son vert est vif, meilleur il est.
- **Le fenouil.** Tonique, antispasmodique, son bulbe dégonfle et aplanit le ventre. Contrairement aux apparences, ces fibres sont tendres et participe à la bonne santé intestinale (en chassant les gaz intestinaux) : sa graine est d'ailleurs régulièrement utilisée en tisane pour ses vertus digestives et apaisantes.
- **L'avocat,** même s'il est un fruit, est considéré comme un légume. Il se marie d'ailleurs aussi bien avec les uns qu'avec les autres. Et s'il est effectivement riche en acides gras insaturés, il n'en a pas moins de nombreuses vertus : il possède un taux satisfaisant de protéines, moins de sucre que les autres fruits, et une teneur intéressante en minéraux, notamment en magnésium et potassium, ainsi qu'en zinc. On y trouve aussi des vitamines telles que la vitamine C revitalisante, celles du groupe B

équilibrantes et de la vitamine E antivieillissement. Sa texture et sa saveur relativement neutre lui permettent de multiples emplois, de la soupe au dessert en passant par la sauce de salade.

- **Le poireau** est à la fois un très bon diurétique – il draine les reins – et un excellent balai de l'intestin. À consommer en entrée, en accompagnement ou en bouillon, car même son eau de cuisson a des vertus diurétiques.
- **L'oignon** est intéressant à plus d'un titre, car il est capable de dissoudre les cristaux, ce qui explique qu'on le recommandait autrefois aux rhumatisants. On peut l'utiliser dans l'alimentation, mais aussi sous forme de jus, voire de décoction (on fait bouillir 15 minutes 3 oignons non épluchés et coupés, puis on boit le liquide obtenu une fois filtré). Il peut également être utilisé en cataplasme (donc en externe) : hachez des oignons, puis appliquez-les sur la région des reins et laissez-les en place environ 1 heure. Vous ne digérez pas bien l'oignon cru ? Vous avez du mal aussi avec les choux, les échalotes et/ou l'ail ? Manifestement, votre foie a du mal avec les aliments soufrés, pourtant bénéfiques pour lui : il est temps de le détoxifier avec les solutions que nous proposons un peu plus loin dans le livre.
- **L'épinard** est une mine d'antioxydants aux multiples effets protecteurs, car il est à la fois très riche en pigments (chlorophylle, caroténoïdes), mais aussi en minéraux, en particulier fer, magnésium et manganèse, ainsi qu'en vitamines A, K et B9. Détoxifiant (pour le foie), reminéralisant et

assainissant pour le système digestif, consommez-le plutôt cru que cuit (au risque de favoriser l'acidification de votre corps).

– **L'ortie.** Elle fait partie de mes légumes remèdes préférés. Il faut dire que j'en ai plein le jardin et qu'il n'y a qu'à se pencher pour en ramasser (les mains protégées par des gants de vaisselle comme il se doit !). Diurétique, riche en chlorophylle mais aussi en fer, on l'utilise à la fois pour se détoxifier et se revitaliser, et prendre soin de son sang en cas d'anémie. En soupe, cuite puis mixée avec des pommes de terre, en jus (on en ajoute une poignée dans les jus de légumes), voire en décoction (à raison d'une poignée par litre d'eau, laissez bouillir 3 minutes puis infuser 20 minutes).

Céréales en prime

Voici des céréales à découvrir le temps de votre détox. Leur intérêt : elles ne contiennent pas, bien sûr, de gluten, mais en plus elles sont rassasiantes, et délicieuses si on apprend à les préparer correctement. À vos casseroles !

- **Vive le sarrasin !** Cette petite graine ne cesse de faire des adeptes, de Demi Moore à Sharon Stone, en passant par la coach hollywoodienne Valérie Orsoni. Pourquoi ? Associée à la vitamine C, la rutine qu'il contient améliore le métabolisme du collagène, extra pour le teint, mais aussi vasoprotecteur (ce qui est un atout jambes légères). Il contient en plus 10 % de protéines et nous rassasie donc parfaitement. Sans gluten, il se digère facilement. Enfin, il est super-riche en magnésium et vitamines B. Parfait pour les stressés ! On va le manger en porridge (les flocons de sarrasin sont trempés la veille avec des raisins secs, de la cardamome, puis cuits avec une pomme râpée), en taboulé (cuit, avec un peu de poivron rouge, de persil, de tofu fumé, puis assaisonné avec une vinaigrette huile d'olive-citron), en galettes (on le mélange avec une courgette et deux carottes râpées, un œuf et du fromage de brebis râpé, on donne à l'ensemble une forme de palet à cuire à la poêle 3 minutes de chaque côté), mais aussi dans les nouilles soba japonaises et les crêpes de blé noir (on peut les acheter toutes faites dans le commerce, mais mieux vaut alors vérifier qu'elles ne contiennent pas de blé « blanc »).

- **Le chia,** originaire d'Amérique centrale – on dit que c'est la céréale des Aztèques –, est une source importante de fibres, d'acides gras essentiels et de fer. C'est simple : il contient plus de calcium que le lait, plus de potassium que les bananes, plus de fer que les épinards et plus de vitamine C que les oranges ! Guère étonnant qu'il soit en train de devenir la nouvelle star de la nutrition. On attribue en outre à ses graines des vertus régulatrices, notamment de la tension artérielle, de la glycémie et du poids. Assez proches des graines de lin dans leur structure, on les met à tremper dans un liquide (eau ou lait végétal, à raison de 70 g de graines pour 40 cl de liquide environ) avant de les consommer : les graines de chia développent alors une masse gélatineuse qui évoque un pudding ou un porridge, assez neutre en goût et très coupe-faim. On peut les incorporer ensuite à toutes sortes de préparations, soupes, smoothies ou desserts…

- **Le quinoa** n'est pas une céréale à proprement parler, puisqu'il appartient à la famille de la betterave et des épinards. Cultivé en Amérique du Sud, dans les conditions arides des hauts plateaux, il présente un profil protéique exceptionnel pour un végétal (tous les acides aminés essentiels sont présents). Dépourvu de gluten, le quinoa est une bonne source de fer, de manganèse et de cuivre. Produit d'importation, il sera de préférence choisi issu du commerce équitable, afin de ne pas générer de déséquilibre alimentaire pour les populations qui le cultivent (notre consommation se faisant parfois au détriment des cultures vivrières de celles-ci). On peut le faire tremper une nuit (soit 8 à 12 heures) avant de le faire cuire à l'eau, afin de le rendre encore plus digeste. Sa cuisson sera d'autant plus courte qu'il aura été ainsi prégermé par trempage.
- **Le chanvre.** Les graines de chanvre, aussi appelées « chènevis », peuvent être utilisées de diverses façons dans notre alimentation. Il faut dire qu'avec un ratio oméga 6/oméga 3 proche

de 5, elles concourent déjà à rééquilibrer nos apports en acides gras essentiels. On les trouve dans le commerce sous forme d'huile, de pâtes, de graines décortiquées (à intégrer dans son pain maison par exemple), de chocolats ou de gâteaux au chanvre. Et même de yaourts ! À découvrir.

- **Le riz** est incontournable, qu'il soit complet ou semi-complet (même si le riz basmati possède un index glycémique intéressant, ce qui n'est pas le cas du riz blanc à cuisson rapide ou américain). Sa richesse en glucides complexes favorise la sensation de satiété (pas de sensation de faim entre deux repas) et permet donc de limiter le besoin de grignoter. Comme le riz est pauvre en lipides, il est à privilégier dans une alimentation équilibrée. Les gros consommateurs de riz complet (2 portions ou plus par semaine) ont vu leurs risques diminuer de 11 %[28]. Ainsi, il suffirait de remplacer 50 g de riz blanc par jour par une quantité équivalente de riz brun pour réduire de 16 % ses risques de diabète de type 2.
- **Le millet** se caractérise par une forte teneur en protéines, en vitamines du groupe B, tout en représentant une source minérale – calcium, fer, potassium, magnésium, zinc… – de premier ordre. Ses usages culinaires sont multiples : on peut le servir en céréales du petit déjeuner, l'incorporer dans des soupes, l'insérer dans du pain de graines germées. On peut le faire germer et alors le consommer nature ou en accompagnement de salades ou de taboulés maison.

Beaucoup de légumes (on parle de 10 à 12 portions par jour, oui, oui !), un peu de céréales faciles à digérer, à assaisonner avec un apport modéré d'huile de très bonne qualité, le tout associé à des protéines légères – poissons, œufs avec modération, un peu de fromage frais de chèvre ou de brebis –, utilisées davantage sous forme d'assaisonnement qu'au cœur du repas : cette alimentation hypotoxique va vous permettre de lancer votre processus de détox.

Bien mâcher, une clé de santé

Les aliments ont besoin d'être broyés dans un premier temps pour alléger le travail musculaire de l'estomac. Leur humidification facilitera également le travail biochimique de ce dernier. Ils généreront alors une réaction gustative en libérant leur saveur, apportant du plaisir ou du déplaisir. La mastication permet aussi à l'amylase ou à la ptyaline salivaire (des enzymes contenues dans la salive) de démarrer la digestion des amidons en dissociant certains de leurs composants. En outre, une mastication suffisamment longue favorisera la satiété et modérera l'appétit. Mais elle a également une fonction aseptisante via le lysosyme, également issu de la salive, lequel est une protéine désinfectante. Enfin, elle va permettre une véritable programmation digestive, car ces premières informations sont transmises au système digestif par l'hypothalamus afin de programmer le bon déroulement des actions enzymatiques à venir tout au long du processus.

Les associations et dissociations alimentaires

Pour digérer au mieux, et donc économiser de la vitalité, nous allons également être vigilants à associer correctement les aliments. Il ne s'agit pas d'être rigides sur ce principe et de respecter à la lettre les règles de dissociation de Shelton (« lorsque l'on mange deux choses, l'une doit toujours être un légume », disait-il), mais néanmoins de faciliter la digestion et de maximiser l'assimilation. La théorie des associations alimentaires est en effet fondée sur les principes suivants : chaque famille d'aliments requiert des enzymes spécifiques pour sa digestion ; chacune se digère dans un milieu et dans un temps différent. Tout mélange inapproprié a donc pour effet de générer une surcharge de travail pour le corps, d'épuiser précocement nos réserves enzymatiques, garantes de notre énergie et de notre vitalité, de nous acidifier, voire de nous carencer en digérant partiellement certains aliments. Les conseils à retenir sont néanmoins assez simples :

- Commencez autant que possible vos repas par des aliments crus (et si vous digérez mal les crudités, par un jus de légumes).
- Évitez de boire pendant et après les repas (jusqu'à 1 heure après) afin de ne pas diluer les sucs gastriques.
- Ne consommez pas de sucre en fin de repas, y compris un fruit.

- Ne mélangez pas des acides et des amidons au cours d'un même repas (pas de jus d'orange et de pain au cours du même petit déjeuner, ni de céréales (amidon) avec des protéines (acidifiantes) comme de la viande ; on consommera l'un ou l'autre avec des légumes verts...).

Les régimes restrictifs divers

Ce sont des ajustements plutôt quantitatifs des habitudes alimentaires : on choisira d'éliminer le sel, le sucre, le fromage, les fibres ou le gluten, et ce dans un but thérapeutique. Ils seront donc impérativement personnalisés. Même le régime dissocié que l'on vient d'évoquer doit être utilisé avec parcimonie (entre 1 semaine et 3 mois maximum), car, s'il favorise une meilleure digestion, il engendre aussi une moins bonne assimilation des nutriments contenus dans les aliments : excellent pour la détox, il peut aboutir à une dénutrition si l'on n'y prête pas attention.

Votre assiette vous fait-elle vieillir plus vite ?

Sans qu'on le sache, certains aliments grignotent en plus notre capital jeunesse. C'est le cas en particulier lorsque l'on mange trop d'aliments acides et acidifiants[29] : le corps contient alors davantage d'acides qu'il ne devrait, et ceux-ci finissent par devenir nocifs (alors qu'ils sont utiles lorsque leur taux est équilibré). L'excès d'acides est à la base de nombreux problèmes de santé, car ceux-ci ont une action corrosive et inflammatoire : rhumatisme, eczéma, tendinite, fatigue, instabilité psychique, etc. Notre organisme essaie de compenser ce déséquilibre en puisant dans ses réservoirs en « base » (c'est-à-dire alcaline) et se déminéralise, ce qui aboutit à une fragilisation de certains tissus, comme une décalcification du squelette et/ou une perte de cheveux. Pour inverser, demandez le menu : les légumes verts et colorés, la pomme de terre, la patate douce, les bananes, les avocats, les fruits secs, les amandes, les châtaignes… nous aident à réguler cet équilibre acido-basique. D'où l'intérêt de les inviter régulièrement, sinon quotidiennement, à notre table. Notez qu'une autre cause d'acidification est notre mode de vie : comme nous sommes stressés, sédentaires, sous-oxygénés, fatigués, il ne nous permet pas de récupérer et ne fait qu'amplifier notre état intérieur d'acidose. La cure détox vous permettra d'atténuer le problème, que ce soit au niveau alimentaire, en limitant une source importante d'aliments acidifiants, qu'au niveau psychologique en vous invitant à la relaxation et à la gestion du stress.

CHAPITRE V

Les jus et les smoothies

Les bars à jus fraîchement extraits proposent aujourd'hui une multitude de cocktails à base de légumes et/ou de fruits, ainsi que de délicieux smoothies végétaux, parfois enrichis en « laits » végétaux. De vraies fontaines de Jouvence.

Jus ou smoothie ? Comment choisir… ou pas

La différence entre les deux ? Les jus sont plus liquides que les smoothies. On prépare les premiers à l'extracteur de jus (ou à la centrifugeuse, même si – désolée de vous décevoir, ils sont alors un peu moins bénéfiques) et les seconds au blender. De plus, il n'y a pas de fibres dans le jus, ce qui est à la fois un avantage – cela facilite encore plus son assimilation – et un inconvénient – il peut difficilement nous rassasier à lui tout seul. On peut les acheter tout prêts ou les faire soi-même (ce qui est l'idéal lorsqu'on en fait une consommation importante). L'une comme l'autre, ces préparations présentent chacune un profil nutritionnel spécifique qui va dépendre des ingrédients qu'elles contiennent. Elles peuvent avoir un effet détoxifiant, énergétisant, apéritif, digestif, reminéralisant, déstressant… tout en constituant une excellente source d'hydratation, à condition quand même que les ingrédients qui les composent soient issus de l'agriculture biologique ou biodynamique. C'est le moment de faire preuve de créativité afin d'inventer vos propres recettes, en privilégiant (et c'est souvent le plus compliqué dans un premier temps) davantage les légumes que les fruits, ceux-ci, nous l'avons vu, représentant un apport de sucre parfois excessif[30]. Dans tous les cas, il existe une possibilité infinie de recettes : choisissez vos ingrédients, nettoyez-les, préparez-les si nécessaire (coupez-les en morceaux, ou parfois enlevez la peau), passez-les à l'extracteur ou au blender, et savourez !

Un équipement spécifique

Si vous voulez réaliser vos préparations maison, il va falloir vous équiper un minimum. Ce qui représente un réel investissement. Mais quel bonheur ensuite !
L'extracteur de jus est un incontournable de l'alimentation santé, et même de l'alimentation dite vivante (qui va chercher à respecter au maximum les nutriments présents dans les aliments, en particulier les enzymes). Il permet d'extraire des jus, sans chauffer les aliments comme le fait – un peu – une centrifugeuse, nous offrant la quintessence nutritionnelle des légumes, des fruits, des herbes aromatiques, des jeunes pousses, sous une forme concentrée. Les jus ainsi extraits s'oxydent lentement (plus lentement

en tout cas qu'avec une centrifugeuse). On peut les consommer tout au long de la journée, à condition de les conserver au frais.
Le blender. Moins onéreux que l'extracteur, il permet d'obtenir des liquides divers – smoothies, jus, soupe, coulis, laits végétaux –, ainsi que des crèmes, des purées, des mousses onctueuses, à base de légumes, de fruits frais et secs, de graines, d'oléagineux, de légumineuses…

Vous prendriez bien un vert ?

Pour ceux qui veulent aller plus loin, les smoothies verts remportent la palme des boissons santé, et c'est bien normal. Le secret de cette boisson plébiscitée par les people américains ? On met la pédale douce sur les fruits comme il se doit et on les « légumise » au maximum, le ratio étant de 60 % de fruits au maximum et de 40 % de légumes verts à feuille au minimum, le tout mixé au blender avec un peu d'eau (éventuellement de l'eau de coco les jours de fête). Vous le savez, les légumes crus renferment énormément de micronutriments (non dénaturés par la cuisson) qui soutiennent la vitalité et renforcent l'immunité : minéraux, vitamines, fibres, antioxydants, mais aussi une grande quantité de chlorophylle, star de l'oxygénation et de la détox. Mixer les légumes avec les fruits permet d'en adoucir l'amertume et de les consommer en quantité. D'ailleurs, même les enfants raffolent de ce type de mélange beau et bon à la fois. On a en

effet véritablement la sensation de se faire du bien et on sent que toutes les cellules de notre corps se réjouissent lorsqu'on le consomme. Vous pourrez d'ailleurs aller bien au-delà des proportions de légumes une fois familiarisés avec le goût. Autre atout : ce mélange est très alcalin, ce qui permet de compenser les effets acidifiants de notre mode de vie et de notre alimentation industrielle, source de fatigue et d'inflammation générale du corps. On en consomme au minimum un par jour, mais on peut aller jusqu'à un smoothie vert avant chaque repas, surtout en période de détox, histoire de faire le plein de toutes ces bonnes choses.
Les règles d'or pour le préparer :

- Des fruits, mais pas trop. La banane remporte la palme d'or dans ces préparations, car elle est sucrée mais sans excès, alcaline, et donne du velouté à l'ensemble. La pomme convient bien également, tout comme la mangue ou le raisin. L'avocat et la tomate peuvent aussi s'inviter à la fête, côté fruit puisque c'est à cette famille qu'ils appartiennent.
- Des légumes à gogo. On parle de légumes à feuilles vertes ici, on peut donc utiliser les épinards (les jeunes pousses d'épinard sont top, car moins acides que leurs aînées, délicieuses au goût et bourrées de nutriments), le cresson, la mâche, la roquette, les feuilles des légumes-racines comme les carottes, les navets ou les betteraves, mais aussi le kale, ce chou aux feuilles

frisées super-tendance. Enfin les herbes aromatiques peuvent aussi être du festin, comme le persil, la menthe, le basilic, la coriandre. On les choisit de préférence bio et on les lave bien.

- Le liquide sert à diluer l'ensemble. Ce peut être de l'eau de source, de l'eau de coco comme nous l'avons vu ou bien de l'eau végétale d'aloe vera, l'une comme l'autre bourrée de nutriments et qui vont en plus soutenir l'immunité, aider à réguler la glycémie et lutter contre l'inflammation. Enfin, l'aloe vera contribue à purifier le foie et joue donc un rôle intéressant en période de détox.
- Les extras pour le plaisir et le bien-être. Des algues d'eau douce, comme la spiruline ou la klamath en poudre (pour leur richesse en principes actifs et leurs vertus drainantes et désintoxicantes, notamment des métaux lourds), du pollen, du gingembre, de la cannelle, de la cardamome, du thé vert matcha, des graines de lin ou de chia moulues, des graines germées, de la farine de coco, de la poudre de griffe de chat, etc.

Pour 2 grands verres (environ 250 ml), mixez ensemble[31] :

- ½ concombre, le jus de 1 pamplemousse, 1 avocat, 300 g d'épinards, 1 poignée d'alfalfa (germes de luzerne), 3 tiges de menthe, 150 ml d'eau de coco ;

- 1 banane, 2 poires, 3 grosses poignées de feuilles de kale, 2 poignées de pissenlit, 1 bouquet de persil, 150 ml d'eau d'aloe vera ;
- 2 pommes vertes, 2 rondelles d'ananas, 1 grosse poignée de branches de céleri, 2 grosses poignées de jeunes pousses d'épinard, 1 grosse poignée de mâche, 1 cm de gingembre frais épluché, eau de source pour compléter ;
- 1 mangue, 2 dattes ayant trempé toute la nuit, 250 g d'épinards, 1 bouquet de coriandre, 1 gousse de vanille réhydratée, 150 ml d'eau d'aloe vera ;
- 2 pommes, 1 kiwi, 1 avocat, 2 grosses poignées de mâche, 1 dizaine de feuilles de basilic, eau de source pour compléter ;
- 1 mangue bien mûre, 2 poignées de pissenlit, 2 kiwis, 1 dé de gingembre frais, environ 50 cl d'eau de source ;
- 1 banane, 3 feuilles de chou vert, 2 poignées de mâche, 3 tiges de menthe, 1 poignée de graines germées, 1 cuillerée à café de klamath diluée dans un verre d'eau de source depuis la veille au soir, ½ cuillerée à café de poudre de cardamome.

Plus vert que vert, le jus d'herbe

Je l'avoue humblement, je suis accro… Difficile pour moi de démarrer une journée sans mon jus d'herbe quotidien. Non, cela n'a rien à voir avec « l'herbe » qui fait planer, l'herbe utilisée ici étant des jeunes pousses de céréales, du blé ou de la luzerne en général. Très riche en chlorophylle, ces dernières ont la particularité de nous offrir des nutriments sous une forme très concentrée – on y a répertorié 92 minéraux avec des apports importants de fer et de magnésium, des vitamines, des protéines complètes et des enzymes –, facilement assimilables et sollicitant peu notre appareil digestif (en tout cas, lorsqu'on les consomme sous forme de jus). Et dépourvues de gluten, quelle que soit l'herbe utilisée. Il est possible de faire son jus soi-même à l'aide d'un extracteur, ce qui peut nécessiter de faire pousser ces jeunes pousses, même si on peut les acheter sur certains marchés ; mais on peut aussi acheter ce jus en poudre, l'herbe ayant été déshydratée à froid. Si sa puissance nutritive n'égale pas celle du produit frais, cela nous simplifie quand même considérablement la vie, l'apport nutritionnel restant d'excellente qualité. On va alors le consommer en petite quantité, sans le mélanger à quoi que ce soit, et généralement à jeun. Le goût est assez prononcé, évoquant celui du gazon que l'on vient de tondre, des épinards frais ou du thé matcha. Si vraiment on a du mal, il est possible de le diluer avec un peu d'eau, voire de jus de pomme. Vous ressentez un peu d'inconfort, des maux de cœur ou des signes de nausée ? Ces signes indiquent que votre foie est chargé de toxines. Persévérez… Ces jus peuvent être consommés tous les jours ou uniquement en cure détox au printemps et à l'automne. À vous de faire comme vous préférez…

CHAPITRE VI

Les monodiètes

Les vertus de la monodiète

Manger à volonté le même aliment (ou la même famille d'aliments, comme les crudités par exemple) pendant un repas, quelques jours ou quelques semaines, telle est la définition de la monodiète. On choisit un aliment et on s'y tient (même si la monodiète de pâte à tartiner ou celle de frites ne font pas partie du programme…).

Très exigeantes, les cures de jus de légumes, de jus d'herbe ou de sève de bouleau sont assez proches du jeûne, puisqu'il n'y a aucun aliment solide ingéré. Puis viennent les monodiètes de légumes crus. Ensuite, celles de fruits rouges, puis celles de fruits. Enfin, les monodiètes de riz, de quinoa, celles de céréales germées, de sarrasin. Et en dernier, les monodiètes de céréales à gluten.

En principe, on choisit dès le départ le temps durant lequel on va faire sa monodiète : ce peut être tous les dîners pendant 20 jours, ou une journée entière par semaine durant toute une saison, ou tous les dimanches soir.

L'un des pères de la naturopathie, Pierre-Valentin Marchesseau, le disait : « La monodiète est un jeûne déguisé si elle est bien menée. » Elle est souvent mieux tolérée psychologiquement et socialement qu'un jeûne. Elle est en outre parfaitement adaptée à la physiologie de nos contemporains, très intoxiqués par la vie moderne (pollution, présence de nombreuses molécules chimiques dans le corps...). Toujours selon lui, si on y allait en douceur, 2 ou 3 jours de monodiète équivalent à 1 jour de jeûne. Mieux vaut donc faire une monodiète de manière régulière et respectueuse de son mode de vie que jeûner de manière héroïque...
Car les bénéfices de la monodiète sont nombreux :

- elle met au repos l'appareil digestif ;
- elle améliore le terrain et facilite sa régénération ;
- elle optimise la répartition de l'énergie vitale dans l'organisme ;
- elle améliore les différentes perceptions corporelles, qu'il s'agisse du goût comme de l'odorat ; la sensibilité semble affinée ;
- elle désacidifie l'organisme ;
- elle nous reconnecte à notre corps.

À noter : Plus on fait de monodiètes, mieux on la vit : les processus d'adaptation du corps se développent, et on a l'impression de faire de moins en moins d'efforts.

La cure saisonnière

Il s'agit d'une monodiète choisie en cohérence avec la saison, car nous partons du principe qu'un fruit de saison est davantage en affinité avec le corps et le draine mieux. Il existe un nombre important de monodiètes : le naturopathe Daniel Kieffer en dénombre presque 40 !

Au printemps, on privilégiera les monodiètes de jus de légumes ou de crudités : nutritives et très vitales, on pourra les expérimenter de mars à juin. Si vous faites une monodiète de jus de légumes, privilégiez ceux qui sont frais plutôt que les produits en bouteille, et n'hésitez pas à faire ça pour remplacer uniquement un repas 1 à 2 fois par semaine, voire une journée entière si vous avez un peu d'entraînement. Si vous choisissez les crudités (y compris l'avocat), faites-le progressivement pour être sûr que vos intestins le supporteront. Attention, en particulier, au chou rouge et au fenouil, un peu agressifs pour les muqueuses. À la moindre douleur, râpez, mixez ou faites du jus avec vos légumes. On est là pour se faire du bien, pas pour perdre son énergie en créant de l'inflammation.

En été, on pourra continuer comme précédemment, mais également tenter des monodiètes de fruits (toujours crus), comme la pêche ou les fruits rouges. Les agrumes seront réservés aux personnes pleines de vitalité et ayant tendance à faire de l'embonpoint, mais toujours en été et sous les tropiques (ce qui correspond à leur saison en leur terroir). Les baies sont riches en eau, en vitamine C, et assez acides (sauf le sureau) : profitez-en s'il fait vraiment chaud. Quant à la cerise, stimulante et régénérante, elle convient aux monodiètes ponctuelles, sauf si vous avez les intestins sensibles : se limiter à un repas complet semble raisonnable. La pêche peut être consommée avec la peau (si elle est bio), jusqu'à 10 jours non-stop sans problème. Juste avant et pendant **l'automne**, le raisin reste le roi (à condition que vous n'ayez aucun souci de gestion de la glycémie), même si on peut aussi faire des monodiètes de pommes ou de châtaignes. La monodiète de raisin, appelée « cure uvale », est bénéfique pour quasi tous les émonctoires (le foie, les intestins, les reins, la peau), elle lutte contre l'acidose, prend soin de la rate et régule la tension. Elle est en revanche contre-indiquée aux personnes allergiques, aux diabétiques, aux colitiques (sauf s'ils ont envie de s'amuser à enlever la peau et les pépins du raisin), ainsi qu'aux personnes très médiquées.

En hiver enfin, ce sont les céréales comme le quinoa – très équilibrant grâce à sa richesse en protéines – et les pommes de terre cuites à la vapeur ou à l'eau (parce qu'elles désacidifient de manière importante) qui seront privilégiés. Même si l'on peut également faire alors des monodiètes de soupes de légumes (sans pommes de terre), pour compenser les excès faits lors des fêtes, par exemple. En effet, ces dernières sont drainantes et réchauffantes, convenant donc parfaitement à tous les stressés et frileux.

En quelle quantité ?

D'une manière générale, vous en mangerez autant que vous voulez. Pour les fruits, sachez que si vous en mangez moins de 2 kg par jour, vous pourrez constater une perte de poids, ce qui ne sera pas le cas si votre consommation est de 3 à 3,5 kg par jour. Pour les céréales, on estime que 1 à 2 bols par repas constitue une quantité raisonnable. Mais, dans tous les cas, vous ne devez pas avoir faim.

Notez que l'on ne fait jamais de monodiète de légumineuses (car elles sont trop chargées en purine) et très rarement de monodiète de protéines (très acidifiantes), ni d'oléagineux (ils contiennent trop de lipides à gérer pour le foie). Quant aux fruits secs, on peut les utiliser ponctuellement en monodiète (à l'exception des pruneaux, des dattes et des abricots), à condition de les réhydrater et de jeter cette eau de réhydratation. Ce sera surtout intéressant si l'on est tenté de sauter un repas. Les monodiètes de produits de la ruche existent : très revitalisantes, elles présentent néanmoins un risque allergique et sont surtout très sucrées (avec un risque pour le pancréas).
Vous ne savez pas à quelle monodiète vous vouer ? Sachez que la pomme (cru ou cuite) sera toujours adaptée, quelle que soit la saison, et quelle que soit votre constitution. On choisira plutôt une pomme douce, rouge, pas trop acide. On la mangera cru et/ou cuite, mais on n'ajoutera jamais de sucre dans la compote…

Les cures à base de jus

La cure Breuss. Cette cure de 42 jours qui revendique des vertus anticancer repose sur la consommation exclusive de jus de légumes (entre 25 cl et 1 litre, jamais davantage) : celui-ci est réalisé à partir de betteraves rouges, carottes, céleri, radis noir, ainsi que pommes de terre parfois. On peut y ajouter, si l'on veut, une gorgée de jus de choucroute crue de temps en temps !

La cure Gerson & Kelley est un peu plus complexe, même si elle s'appuie aussi sur une consommation importante de jus de légumes. Elle aurait aussi des vertus anticancer. Son principe : en restaurant le système digestif, le reste de l'organisme retrouve son équilibre. Le Dr Kelley, de son côté, aurait mis en évidence l'importance du pancréas et des enzymes pancréatiques dans la destruction des tissus cancéreux. Leur thérapie s'articule en plusieurs points indissociables en théorie : la consommation quotidienne de 13 verres de jus (frais et bio) de fruits et légumes en alternance (jus de légumes verts, mélange pomme-carotte, et jus de fruits au choix – selon les concepteurs de la cure, les jus de fruits nettoient l'organisme alors que ceux de légumes le revitalisent) ; des lavements au café ; la suppression du sel et l'apport d'une solution à base de potassium ; l'apport d'iode ; l'apport d'extrait pancréatique, ainsi que la suppression des matières grasses, du soja et de toutes les protéines animales ; la suppression de tous les aliments raffinés, industriels et transformés.

CHAPITRE VII

Le jeûne

Le jeûne, de même que la monodiète, génère un nettoyage profond, mais nécessite de ne pas être carencé et d'avoir un niveau d'énergie suffisant pour ne pas mettre sa santé en danger. Il s'agit de provoquer l'autolyse, le phénomène où le corps brûle et élimine les substances toxiques. Cette méthode de désintoxication traditionnelle a longtemps été associée à une purification religieuse. Les grandes médecines traditionnelles ont toujours fait grand cas de cette pratique hygiénique (préventive) ou curative (thérapeutique). S'il s'agit sans conteste du moyen le plus efficace pour se désintoxiquer, sa pratique n'est pas sans risque.

Jeûner c'est mettre son corps au repos

Pendant toute la durée du jeûne, l'organisme n'absorbe aucun aliment solide ou liquide, excepté l'eau[32] (et parfois du bouillon de légumes). Ne trouvant plus de carburant pour fonctionner à l'extérieur (alors qu'il a besoin de 800 calories par jour environ – c'est ce que l'on appelle « le métabolisme basal »), l'organisme va le chercher et le trouver à l'intérieur, à condition que la force vitale soit suffisante (sinon, il va s'épuiser rapidement, ce qui peut être très dangereux) : il va donc puiser dans ses propres tissus, selon un phénomène appelé « autolyse ». Lors de celle-ci, les tissus sont dégradés dans l'ordre inverse de leurs qualités et utilité : d'abord les déchets et surcharges, puis les tissus pathologiques comme les kystes, lipomes, dépôt de cholestérol, les tumeurs… Ce n'est qu'ensuite que vient l'autolyse des tissus plus utiles comme ceux des muscles. En revanche, il semble de plus en plus probable que les organes vitaux – le cerveau, le cœur, etc. – soient quasi complètement épargnés par l'autolyse. Les toxines sont brûlées pour fournir l'énergie nécessaire à notre fonctionnement et désintégrées en particules plus petites et donc plus faciles à éliminer : elles disparaissent des tissus organiques. Durant le temps du jeûne, nous produisons moins de déchets que nous n'en éliminons. Le terrain est nettoyé en profondeur.

Quand la crise curative arrive…

Le corps rattrape alors son retard en éliminant même ces toxines profondes qui finissent par remonter à la surface (en fonction de la durée du jeûne) et par se retrouver dans le sang et les émonctoires. C'est d'ailleurs cette montée importante de toxines qui peut rendre le début du jeûne parfois pénible : des crises curatives peuvent avoir lieu. Il s'agit d'un ensemble de signes (peu agréables) qui

vont montrer qu'une intense activité émonctorielle est engagée et que les toxines sont en mouvement ici et là. De tels signes étant d'ailleurs proportionnels à la vitalité de chacun (plus on a de force vitale, plus la crise peut être importante) et aux surcharges accumulées : maux de tête, palpitations, boutons, nausées, vomissements, haleine chargée, voire fétide… Pas d'inquiétude, on ne retrouve jamais tous ces symptômes chez une seule et même personne ! Et même parfois, on ne les ressent pas du tout. Car un jeûne ne doit pas être un enfer mais davantage une expérience à la fois physique et psychique, permettant de mesurer notre dépendance à l'alimentation et, surtout, de se faire du bien.
Car les études sont en train de confirmer ce que les anciens savaient depuis des siècles : le jeûne, vécu dans de bonnes conditions psychologiques et climatiques, sous la vigilance de praticiens compétents, peut durer de 3 à 40 jours sans affecter aucunement la santé. Au contraire. En revanche, si ces conditions ne sont pas réunies, passez votre chemin. Il est inutile de se faire violence, et la monodiète constitue une alternative de choix au jeûne, en général mieux adaptée à notre vie moderne.

Jeûne, mode d'emploi

Un jeûne n'est pas seulement une période où l'on ne mange pas. Pour bénéficier de ses bienfaits, il importe de comprendre qu'il existe trois moments sensibles : la préparation, le jeûne, la reprise alimentaire.

On préparera les émonctoires en les stimulant et en les nettoyant à l'aide de draineurs différents. Les intestins en particulier seront vidés à l'aide de laxatifs légers (sulfate de magnésium dilué dans de l'eau, huile de ricin, graines de psyllium…) et/ou en faisant des lavements. On diminuera progressivement la quantité d'aliments ingérés (on parle de paliers alimentaires) en commençant par éliminer les protéines et les excitants (chocolat, café, alcool), puis les céréales, pour ne conserver que des végétaux crus et cuits, avec quelques huiles végétales d'excellente qualité pour les assaisonner. La veille du jeûne, Pierre-Valentin Marchesseau recommandait de consommer ce qu'il appelait une « bouillie cellulosique », une soupe de légumes verts bien cuits servant à nettoyer les intestins (endives, blettes, haricots verts, fenouil, poireau, céleri branche, salades, sans céréale, ni pomme de terre, ni graisse, ni sel). En théorie, il faudrait jeter l'eau de cuisson 4 fois de suite (ce que l'on fait rarement, 1 ou 2 fois au maximum). Au final, il ne reste plus que les fibres des légumes, auxquelles on peut ajouter des aromates si l'envie s'en fait sentir.
Pendant le jeûne lui-même, on ne consomme que de l'eau. Chaude ou froide, éventuellement sous forme d'infusion. Dès que l'on introduit de l'eau miellée, des jus de fruits ou de légumes, même dilués, on ne fait plus un jeûne mais une diète. Il est important lors de cette période de rester actif physiquement (d'où l'intérêt des nombreux stages « jeûne et randonnée », bénéficiant la plupart du temps d'un encadrement compétent, et proposant de la marche dans des lieux souvent bénis des dieux) afin de pallier

le ralentissement des fonctions organiques. Pensez aussi à vous occuper, principalement aux heures des repas, pour sortir de l'obsession de l'alimentation (qui relève après 2 ou 3 jours d'un réflexe pavlovien, ô combien ancré en nous) : lectures, créations, massages, méditation...

La reprise alimentaire et la sortie du jeûne nécessitent beaucoup de doigté, les mots d'ordre étant progression et attention. On va introduire les aliments dans l'ordre inverse de leur suppression : soupe cellulosique, jus de légumes, légumes, fruits, huiles, céréales (au bout de quelques jours), puis protéines (en commençant par un jaune d'œuf cru, une information protéique très digeste). On dosera la durée de cette reprise en fonction de la durée du jeûne. Après un jeûne d'un seul jour – hebdomadaire par exemple –, un seul repas vert suffira. Puis, après deux jours d'alimentation hypotoxique, vous pourrez reprendre vos habitudes normales (et néanmoins qualitatives !).

La juste durée d'un jeûne est complexe à trouver. Pour les uns, il faut laisser le corps « décider », puisqu'il existe un signe non équivoque : le retour de la « vraie faim ». Elle correspondrait à un épuisement des réserves énergétiques du jeûneur, et s'exprime par le besoin impérieux de manger (en général, quand on jeûne, on n'a pas faim passé les 2 ou 3 premiers jours) au bout de 4 semaines de jeûne en général. Ce qui n'est pas à la portée de tous et nécessite surtout de la pratique. En effet,

il existe une sorte d'entraînement à jeûner, qui montre que le stress du jeûne est mémorisé par le corps et de mieux en mieux géré métaboliquement. Inutile donc de jouer les super-héros et de chercher à « tenir » le plus longtemps possible ; ce type de fanatisme est aussi stupide que dangereux (et, bien sûr, néfaste physiologiquement). Ce qui est important, au cours d'un jeûne, étant au contraire de prendre du temps pour soi, pour se reconnecter à son corps, et donc de sentir, en toute conscience, la limite entre la phase positive du jeûne, où l'on perçoit que son énergie va croissant, et sa phase négative, où les forces s'amenuisent et le potentiel énergétique décroît.
C'est pourquoi, il vaut mieux commencer par pratiquer des jeûnes courts, de 1 à 3 ou 4 jours, moins éprouvants (surtout si vous les faites sans encadrement), plus faciles à réaliser et tout aussi efficaces.

Dans tous les cas, faites attention aux contre-indications !

- *Absolues*
  - *Nourrissons, enfants*
  - *Femmes enceintes*
  - *Grands sous-vitaux*
  - *Cardiopathie, myopathie*
  - *Insuffisance rénale vraie*
  - *Diabète insulino-dépendant*
  - *Grands médiqués (pas de médicaments pendant le jeûne)*

- *Déprimés vrais, psychose, phobie*
- *Anorexie*
- *Pathologie infectieuse*
- *Tension artérielle faible (< à 8)*
- *Insomniaques*

• *Relatives*
- *Fatigue*
- *Maigreur*
- *Problème psy en lien avec la nourriture*
- *Travailleurs de force*
- *Grands sportifs*
- *Convalescents*
- *Tension artérielle entre 8 et 10*
- *Personnes âgées (à partir de 60 ans, on s'interroge)*
- *Force vitale insuffisante*

CHAPITRE VIII

L'eau dans tous ses états

À consommer sans modération

Lors d'une cure détox, l'eau que l'on boit est bien sûr primordiale, car elle va largement contribuer à éliminer les surcharges. Notez déjà qu'il importe de consommer davantage d'eau que toute autre boisson (afin de limiter le travail du corps au maximum). Ensuite, si, au quotidien, on va privilégier les eaux les moins minéralisées possible (des eaux de source en général), en cours de détox, il est possible de suivre les conseils du naturopathe Daniel Kieffer : « Il m'arrive de conseiller de boire une bouteille de Volvic® ou de Mont Roucous® par jour, 3 semaines par mois, et, la semaine restante, une bouteille de Contrexeville® (qui soutiendra la diurèse) et, le mois suivant, une semaine de Vittel®/Hépar®, par exemple, qui stimulera les fonctions hépatobiliaires. Parfois encore, une cure d'eau Hydroxydase® (sauf hypertension artérielle et grave insuffisance rénale) viendra parfaire une phase de désintoxication/désintoxination, par sa puissance dépurative[33]. » En effet, si en cours d'année consommer en permanence de l'eau en bouteille ne peut manquer de m'interroger (pour des questions tant environnementales qu'économiques), lors d'une cure détox on peut faire un petit accroc à ses habitudes afin de mettre toutes les chances de son côté.

Ensuite, et à moindre dose, il est possible de consommer cette eau sous forme de tisane, ou encore de l'aromatiser en y mettant – sans chercher à en extraire la saveur – du citron ou des oranges en rondelles, des baies, des plantes aromatiques comme des feuilles de menthe ou de verveine fraîche. À vous de créer vos propres mix, pour un résultat savoureux et esthétique…

Quant à l'eau tiède citronnée devenue une star de la détox, elle a effectivement des vertus purifiantes (au niveau du foie, en particulier), à condition de l'utiliser avec modération, en particulier pour les personnes qui ont tendance à souffrir de carences minérales, qui vont maigrir avec le stress ou devenir frileuses avec le temps. Ces personnes n'ont pas les capacités métaboliques pour transformer l'acidité du citron, et celui-ci peut donc finir par les déminéraliser à terme : elles peuvent faire une cure de 15 jours d'eau citronnée sans souci (au printemps ou en été). Pas davantage…

Top tendance : les eaux végétales

Dans les épiceries bio et sur les blogs bien-être, on ne parle que de ces « eaux » végétales, bourrées de minéraux, vitamines, phyto-hormones et probiotiques, tout en étant faibles en calories. Purifiantes, détoxifiantes, énergisantes, hydratantes, régénérantes et en plus alcalinisantes, auraient-elles tout bon ?

En pole position, on trouve l'eau de coco, talonnée par l'eau d'érable (laquelle n'a rien à voir avec le sirop d'érable, même si elle reste très légèrement sucrée) et la sève de bouleau, l'une comme l'autre recueillie au printemps lors de la montée de la sève. L'eau enrichie en aloe vera apporte son zeste de douceur après un effort physique (choisissez un produit garanti « pur jus ou gel d'aloe vera », extrait et stabilisé à froid afin de préserver ses bienfaits ; mieux vaut éviter les boissons à l'aloe vera, qui sont de purs produits marketing, contenant avant tout de l'eau et du sucre).

Autre star du moment, l'eau noire Blk (prononcez « Bi-el-Ké », à l'américaine), qui vient du Canada, et est enrichie de « minéraux fulviques », des acides qui favoriseraient l'absorption des minéraux par les plantes mais pas forcément par nous. Néanmoins, avec ses 77 oligoéléments et 18 acides aminés, et sa sublime couleur café, il y a de quoi nous faire baver. Même si le concept reste avant tout marketing, on peut dire que l'idée – et la bouteille ! – est jolie…

Car, dans tous les cas et même si c'est bien agréable de pouvoir changer, un tel engouement pour des liquides exotiques ne doit pas faire oublier que le liquide indispensable c'est encore et toujours l'eau (normale).

Les soins du corps

Ensuite, on va utiliser l'eau de manière externe pour réaliser des soins du corps détoxifiants et souvent déstressants. Le saviez-vous ? L'emploi de l'eau comme moyen de guérison et de vitalité remonte à la nuit des temps. Même si la cure d'eau est la plus vieille méthode naturelle, ce sont les Romains qui introduisirent **l'hydrothérapie** et inventèrent ce que l'on pourrait appeler aujourd'hui une « station thermale ». César aimait s'installer dans des sites riches en thermalisme, les thermes étant à cette époque des lieux d'arts, de santé et de festivités... L'Église condamnera plus tard un tel usage de l'eau, considérant que de tels endroits favorisaient la débauche. Les cures d'eau commencent néanmoins à voir le jour aux XVe et XVIe siècles, jusqu'à l'avènement du thermalisme et des sanatoriums (où l'usage du soleil et du bon air est associé à celui de l'eau). En 1936, l'Assurance sociale fait la promotion des villes d'eau, qui vont connaître un succès rarement démenti depuis. Dans tous les cas, nous associons sans souci eau et santé, même si l'équation est rarement si simple, surtout lorsqu'on parle de l'eau en tant que boisson. Il n'empêche, les vertus de l'eau sont innombrables, quelles que soient les formes qu'elles sont susceptibles de prendre.

L'hydrologie et l'hydrothérapie consistent dans tous les moyens simples ou plus techniques utilisant les vertus de l'eau à des fins hygiéniques ou thérapeutiques. Qu'il s'agisse des bains, chauds, froids, tièdes –, des maniluves ou pédiluves (bains d'avant-bras ou de pieds) – j'ose à peine évoquer les bains de siège (au risque de me faire traiter de Rika Zaraï de la naturopathie !) –, des douches locales ou générales, chaudes, froides, tièdes ou alternées, des enveloppements, des irrigations, des injections (auriculaires, nasales...), des lavements, sans oublier les bouillottes et cataplasmes d'argile, de son... En général, une baignoire, un hammam ou de simples cuvettes font l'affaire. Nul besoin donc de matériel compliqué pour utiliser les eaux à toutes les températures dans son quotidien.

L'eau dans la cure détox

L'eau agit sur le corps de l'extérieur, en massant les liquides corporels et en activant l'élimination, afin d'obtenir une épuration aussi profonde que possible et une meilleure nutrition cellulaire. Le bénéfice sera différent selon les techniques utilisées.

- Pour se relâcher et se relaxer : le massage sous l'eau ou bain bouillonnant.
- Pour se reprogrammer : le bain hyperthermique, en écoutant par exemple un programme de sophrologie ou de psychologie positive.
- Pour se réchauffer et booster la circulation : les bains sinapisés, ces remèdes très actifs à base de moutarde.
- Pour se réconforter et épurer son foie : la bouillotte.
- Pour se rebooster : la douche écossaise au jet chaud et froid.

- Pour se recharger : la marche dans la rosée, l'ionisation à proximité d'un torrent, d'un orage ou du bord de mer.
- Pour faire dériver les graisses en excès : le bain dérivatif.

Lors d'une cure détox, nous allons privilégier ces quelques techniques.

Le massage sous affusion ou bain bouillonnant

Il nécessite un matériel particulier que l'on trouve principalement dans des établissements spécialisés. Les autres techniques peuvent toutes être réalisées à domicile.

Le bain chaud hypercalorique dit « Salmanoff »

Comment ? Préparez-vous un bain à une température de 30 à 35 °C, puis installez-vous dedans. Faites-y progressivement couler de l'eau chaude, jusqu'à obtenir une température de 39 °C. Pas plus. Vérifiez impérativement la température de l'eau avec un thermomètre de bain. Demeurez allongé dans ce bain de 5 à 20 minutes, sans vous divertir, mais à l'écoute de votre bien-être physique et psychologique. Normalement, le cœur va accélérer légèrement, sans affolement non plus. Il est temps d'arrêter lorsque votre front est recouvert d'une franche transpiration. Sortez alors de l'eau sans vous précipiter, puis allez vous coucher, bien enveloppé, un quart d'heure au minimum. En général, vous constaterez que vous transpirez alors abondamment (ça tombe bien puisque c'est l'effet recherché).

Pourquoi ? À la fois détoxifiant et régénérant, ce bain chaud est aussi un puissant activateur métabolique, ce qui signifie qu'il booste votre corps à tous les niveaux. Il semble que l'eau chaude brasse nos liquides intérieurs de manière spectaculaire, les drainant vers le foie, la rate, les reins… Selon Salmanoff, nous éliminons davantage de substances acides au cours de l'un de ces bains que ne sont capables de le faire nos reins en 24 heures. Lors d'une cure, on pourra l'utiliser 1 à 2 fois par semaine, voire davantage s'il fait froid. L'apport d'argile, d'algues, de sel marin, d'huiles essentielles ou d'extrait de plantes pourra parfois compléter utilement les bénéfices de l'eau chaude.

Il existe néanmoins des personnes à qui ils sont interdits. Devront s'en abstenir : les personnes cardiaques, les insuffisants coronariens, les personnes asthéniques, hypotendues, très affaiblies, celles qui souffrent de varices, d'œdèmes ou d'hémorroïdes aiguës, les femmes enceintes.

Les bains sinapisés

Comment ? Pour les bains de pieds, on utilisera 2 cuillerées à soupe de farine de moutarde (en herboristerie) diluées dans de l'eau chaude non

bouillante et l'on fera tremper ses pieds 15 minutes au maximum. Pour le bain corporel, on diluera 1 cuillerée à café de moutarde en pot avec un verre d'eau froide avant de mettre le tout dans l'eau du bain. Si vous avez l'impression que ça chauffe trop, sortez sans tarder, rincez-vous et reposez-vous.
Pourquoi ? Pour relancer la circulation du sang, favoriser le brassage des liquides corporels et éliminer les toxines.

La bouillotte

Comment ? Nous ne sommes plus à l'époque où l'on utilise des pierres chauffées entourées d'un linge en guise de bouillotte. Deux options plus contemporaines (si tant est que cette pratique le soit vraiment, même si je l'apprécie beaucoup) : une bouillotte en caoutchouc (il en existe des super) ou l'usage d'emplâtre d'argile chaude, associant bénéfice de la chaleur et action antitoxine spécifique à l'argile (car elle va les attirer à la surface de la peau).
Pourquoi ? Cette technique permet de stimuler une région de notre corps tout en diffusant ce mieux-être aux tissus plus profonds comme les viscères et le foie. Ce dernier, dont la température interne avoisine les 39-41 °C, se trouve requinqué, en particulier au niveau de ses fonctions antitoxiques et biliaires.

La douche écossaise

Comment ? On commence toujours par une douche générale bien chaude. Rafraîchissez ensuite

le corps en commençant par le bas. Le changement de température doit être doux, pour vous habituer progressivement. Alternez ensuite l'eau chaude et froide au minimum 3 fois de suite. Terminez par le froid, sauf si vous êtes très frileux ou très fatigué. Il ne s'agit pas de se faire violence en utilisant de l'eau brûlante ou glacée mais de faire un petit effort sans excès.
Pourquoi ? Elle revitalise, stimule et constitue une bonne habitude lorsque les jambes souffrent d'insuffisance veineuse, car elle est une excellente gymnastique pour la souplesse des vaisseaux.

Le bain dérivatif

Comment ? Il consiste à rafraîchir la partie la plus basse des deux plis de l'aine au niveau de l'entre-jambe. Pour cela, on prend un morceau d'étoffe (un gant de toilette en tissu-éponge ou une éponge conviennent) que l'on fait glisser en « douceur » après l'avoir trempé dans de l'eau fraîche, en un geste continu de va-et-vient entre l'eau fraîche et la zone à rafraîchir, qui va de chaque côté du pubis jusqu'à l'anus. Tout le reste du corps doit être couvert et bien au chaud ; le rafraîchissement doit durer 10 minutes au moins pour une personne adulte et se prolonger jusqu'à 1 heure. On peut aussi placer une poche de glace enveloppée dans un tissu-éponge épais ou une poche de gel vendue en pharmacie de manière à rafraîchir la région concernée.

Pourquoi ? Notre température interne, en un siècle, a augmenté de quelques dixièmes de degré. La fraîcheur utilisée stimulera le déplacement et l'expulsion des graisses, fera dériver, voyager les substances, les matières, les molécules que nous avons en excès dans notre corps : en refroidissant cette partie du corps, les mucus ou les surcharges se déplacent dans l'intestin d'où ils sont évacués en douceur.

CHAPITRE IX

La stimulation des émonctoires

Une part essentielle de nos équilibres internes s'appuie sur la bonne marche de nos émonctoires (le foie, les intestins, les reins, les poumons, la peau, et l'utérus pour les femmes, comme nous l'avons déjà évoqué) : ces grands filtres épurateurs de l'organisme humain constituent notre service d'entretien permanent (avec l'aide des ganglions lymphatiques). Lors de la cure détox, on va chercher à stimuler leur travail de filtration du sang et d'élimination des toxines. Les moyens employés peuvent être variés, qu'il s'agisse de plantes médicinales, de la consommation de jus ou d'aliments aux vertus désintoxicantes, de massages, de lavements… l'objectif étant de rétablir des éliminations normales si elles étaient insuffisantes, voire d'augmenter cette élimination pendant un certain temps, afin de rattraper un éventuel retard.
Dans un premier temps, c'est l'émonctoire lui-même qui, stimulé par les draineurs, se nettoie de tous les déchets qui stagnent dans ses tissus et encrassent son « filtre ». Une fois nettoyé, il redevient capable de filtrer correctement le sang. Celui-ci, à son tour, pourra aller chercher les toxines accumulées dans les tissus profonds, pour les transporter ensuite vers

les émonctoires. Cette optimisation de l'élimination est visible par la personne concernée : les selles sont plus abondantes, les urines plus foncées, la peau sue davantage...

Les émonctoires ne doivent pas forcément tous être stimulés en même temps – et en particulier si c'est votre première cure – afin d'éviter de disperser les forces du corps. On choisira alors (si nécessaire avec l'aide d'un thérapeute compétent) celui que l'on sait être le plus déficient. On peut aussi les stimuler selon leur ordre d'importance : le foie, les intestins, les reins, la peau, les poumons. Une recommandation d'autant plus importante que la personne concernée sera très intoxiquée (si elle est surmédicamentée ou si c'est une grosse mangeuse de viande) ou fatiguée (personne plus âgée ou convalescente). En général, une technique bien choisie par émonctoire est suffisante, sauf si celui-ci est tellement saturé de toxines qu'il peut être nécessaire de combiner plusieurs techniques pour le débloquer.

Une cure, pour être efficace, doit durer plusieurs semaines, 1 à 2 mois dans l'idéal. Suivant les cas, elle devra être répétée plusieurs fois dans l'année.

Le foie

Le foie est la plus volumineuse des glandes du tube digestif et le plus gros organe solide du corps humain (il pèse environ 1,5 kg chez un adulte, soit environ 2 % du poids corporel). Il est situé sous le diaphragme et traverse la cavité abdominale sur toute sa largeur. Ses fonctions sont tellement nombreuses et complexes, allant de la régulation hormonale à l'épuration biliaire, du rôle antitoxique au stockage glycogénique, sans même aborder ses fonctions bioénergétiques, ni sa symbolique psychosomatique, que l'on ne cesse de le solliciter. Si, en plus, on lui en demande encore davantage pour cause de stress, froid, carnivorisme, sucrisme et mélangisme – et d'absence de cure détox régulière, annuelle, voire biannuelle –, il a vite fait de montrer des signes de faiblesse ; ajoutez à cela quelques médicaments « de confort » et contraceptifs pendant de trop longues années, et vous comprendrez que l'on rencontre peu de personnes ayant un foie en parfaite santé passé la quarantaine. Troubles digestifs, intolérance envers les corps gras, nausées, migraines, teint jaune… sont les conséquences d'un éventuel dysfonctionnement. C'est par l'intermédiaire du sang qu'il reçoit que le foie joue le rôle détox qui nous intéresse ici. Le sang y parvient avec un débit de 1 à 1,5 litre à la minute : chacune des cellules du foie agit comme un filtre chargé d'épurer le sang de ses déchets. Après avoir traversé le filtre hépatique, le sang purifié et chargé de matériaux utiles retourne dans la circulation générale. La température du foie se situe entre 39 et 41 °C. C'est l'organe le plus chaud du corps, ce qui explique que l'on va chercher à lui apporter de la chaleur afin de faciliter son travail. C'est aussi un organe qui a besoin de repos, car il va se drainer petit à petit la nuit, notamment en l'absence de produits carnés et dérivés (comme les laitages…) au dîner.

Le nettoyage du foie d'Andreas Moritz[34]

Le principe de cette cure est simple : boire pendant 6 jours du jus de pomme (bio bien sûr) afin de ramollir les calculs contenus dans le foie, prendre ensuite du sulfate de magnésium afin de dilater les canaux biliaires, et boire enfin une bonne quantité d'huile mélangée à du jus de pamplemousse. L'huile qui arrive dans le corps est le signal pour le foie et la vésicule qu'il faut envoyer de la bile en grande quantité pour effectuer le travail de digestion, ce qui expulse par la même occasion les calculs. Cette cure peut être efficace, voire impressionnante. Mal utilisée, elle peut également être dangereuse (d'autant que sa simplicité peut être trompeuse). Avant de la commencer, consultez impérativement votre médecin ou au moins un thérapeute compétent. Et respectez scrupuleusement les doses conseillées.

Cette cure est proche de la cure antiparasitaire du Dr Hulda Clark (États-Unis), qui est plus complexe dans sa mise en application et dans la sélection des produits utilisés (brou de noix, huile d'olive, sulfate de magnésium, acide chlorydrique...).

Nul besoin de passer par de telles extrémités afin de nettoyer son foie. Il existe en effet des solutions plus douces pour le chouchouter, on parle alors de **draineurs hépatiques** : certains légumes déjà évoqués comme l'artichaut et le radis noir favorisent le filtrage du foie et l'élimination de la bile. Surtout, des plantes peuvent constituer des appuis de choix. On en distingue deux types : celles dites cholérétiques (ou hépatiques) agissent avant tout au niveau du foie, en augmentant la sécrétion de bile par les cellules hépatiques ; celles dites cholagogues (ou biliaires) agissent, vous vous en seriez douté, sur la vésicule biliaire, en augmentant sa contractibilité et donc la quantité de bile déversée dans le système digestif. Dans les faits, il existe peu de plantes qui soient juste l'une ou juste l'autre... **Le romarin**, par exemple, possède ces deux qualités. C'est en plus un puissant stimulant général, assez yang, je trouve. Je le donne donc plutôt à des hommes sur la durée, mais les femmes peuvent tout à fait en profiter ponctuellement, ainsi que dans la cuisine ou en infusion. **La chicorée** a également de multiples vertus, sans compter que ses racines séchées et torréfiées donnent un succédané de café très apprécié (et idéal pour les personnes qui sont accros à ce dernier et doivent le limiter). J'aime beaucoup **le chardon-marie**, une plante plus douce dans son action que les précédentes et constituant néanmoins un bon tonique hépatique, capable de stimuler la production et le transit de bile. Elle possède aussi des vertus protectrices et régénératrices sur les cellules du foie.

Sans oublier le joker d'un foie sain : **la bouillotte !** Parce que le froid paralyse son action, en ralentissant la circulation sanguine à l'intérieur des capillaires hépatiques, ce qui entraîne une baisse du filtrage du sang et de l'élimination de la bile. En réchauffant le foie avec une bouillotte chaude, non seulement on rétablit son fonctionnement normal, mais en plus on l'accélère. Son mode d'emploi :

20 minutes minimum tous les soirs sur le foie (en tout cas, dès qu'il fait froid). Comment retenir que votre foie est à droite de votre corps ? Retenez que notre cage thoracique protège (au moins) deux organes nobles, le cœur en haut à gauche et notre foie… en bas à droite !

Les intestins

Ils sont loin d'être indépendants du foie : c'est pourquoi l'on dit en naturopathie que « le foie et les intestins sont deux frères qui marchent main dans la main » : les problèmes de l'un finissent toujours par avoir des répercussions sur l'autre. En effet, le foie évacue la bile dans les intestins pour y favoriser l'élimination des déchets. En contrepartie, les intestins envoient des nutriments et des déchets au foie par l'intermédiaire de la veine porte. C'est en effet dans les intestins que s'effectuent les dernières transformations des aliments : tout comme le côlon est capable d'absorber les substances nutritives restant en fin de digestion, il est tout aussi capable de laisser passer dans l'organisme certaines substances toxiques, lorsque le transit est ralenti et que les matières fécales demeurent jusqu'à plusieurs jours en contact avec ses muqueuses. Les matières bloquées fermentent et se putréfient, agressant alors ses parois et finissant par les rendre poreuses. Ce qui risque de laisser pénétrer des toxines (ou bien des bactéries comme le *Candida albicans*) dans l'organisme là où elles auraient dû être bloquées par les membranes intestinales. D'où l'importance de bénéficier d'un transit intestinal normal, qui pousse à aller à la selle quotidiennement. Des selles une fois tous les 2 ou 3 jours ou plus signent en effet une mauvaise élimination intestinale. La vitesse du transit est également une notion importante, les déchets devant quitter l'organisme sous forme de selles environ 24 heures après leur ingestion. Il est assez aisé de vérifier si c'est votre cas : consommez une portion de betterave lors d'un déjeuner, et calculez le temps pris par votre corps pour les évacuer (puisqu'elles colorent les selles en rouge). Plus d'une journée entière ? La vitesse de votre transit est trop lente. Il va falloir remuscler tout ça (au sens propre comme au sens figuré) !

En effet, les muscles lisses, non soumis à notre volonté, tels que les muscles intestinaux et la quasi-totalité de ceux de nos organes internes, ont une capacité fonctionnelle qui dépend également de l'activité des muscles striés, lesquels nous permettent de nous mouvoir et sont, eux, soumis à notre volonté. Lorsque nous sommes actifs physiquement, les muscles striés, en se contractant, stimulent les muscles lisses et les obligent à fonctionner. La sédentarité, *a contrario*, entraîne une dégénérescence des muscles lisses, ce qui se traduit au niveau intestinal par une perte du tonus, puis un ralentissement plus ou moins prononcé du transit intestinal. Un transit trop lent et une mauvaise élimination vont avoir tendance à générer des gaz, signe de fermentation ou de putréfaction des aliments dans le tube digestif.

Pour y remédier, on va utiliser **des draineurs intestinaux** : ils vont nous permettre de vider les intestins de leur contenu, d'en éliminer les toxines (ou les anciennes matières fécales logées sur les parois) et rétablir un transit normal. Plutôt qu'une purge qui risque d'irriter les muqueuses intestinales, on va préférer utiliser des laxatifs doux, qui peuvent être pris sur la durée sans inconvénient, en attendant que l'évolution du régime alimentaire et le développement des muscles abdominaux améliorent physiologiquement le transit.
Certains draineurs mécaniques ont déjà une action suffisamment douce pour stimuler le péristaltisme intestinal et favoriser le glissement des matières : les graines de psyllium (blond impérativement, car le psyllium brun est trop rêche et donc irritant pour les muqueuses), celles de lin ou de chia trempées dans un liquide (à raison de 1 cuillerée à soupe par jour) contiennent des mucilages qui se gonflent et forment un gel très efficace. C'est moins le cas du son (de blé ou d'avoine), effectivement capable de stimuler les intestins devenus paresseux à cause d'une alimentation trop pauvre en aliments d'origine végétale, mais dont la rugosité peut aussi irriter les systèmes digestifs enflammés. Les figues séchées ou les pruneaux réhydratés sont à la hauteur de leur réputation avec une action laxative douce, tout comme l'agar-agar, une poudre d'algue que l'on peut utiliser pour faire la cuisine mais qui a aussi une action laxative et dont on peut bénéficier sans risque sur la durée.

D'autres draineurs, **des plantes médicinales** pour la plupart, ont une action chimique qui va stimuler le péristaltisme en agissant sur le système nerveux et les muscles lisses des intestins : la bourdaine est ainsi une plante toute douce qui peut d'ailleurs être utilisée par les femmes enceintes (en gélules ou teinture mère) ; la mauve est conseillée en cas de constipation chronique et lorsqu'il y a une inflammation du tube digestif (on utilisera ses feuilles et/ou fleurs en infusion, même si on peut aussi l'utiliser en gélules ou en teinture mère) ; la réglisse est un laxatif et un antispasmodique du tube digestif, qui a le mérite d'avoir un goût très agréable (on l'utilisera en gélules ou bien en décoction à raison de 50 g pour 1 litre d'eau que l'on fera bouillir 5 minutes puis macérer 12 heures ; on l'évitera en revanche si l'on souffre d'hypertension).

Les laxatifs salins, comme le si mauvais (au goût) chlorure de magnésium, peuvent être irritants pour les intestins. Pour se protéger, l'organisme va retirer de ses tissus une grande quantité d'eau, les faisant passer par osmose dans les intestins, ce qui va liquéfier les selles et contribuer à leur élimination rapide. On ne les emploiera qu'occasionnellement ou pour des cures de courte durée. Le chlorure de magnésium s'emploiera à raison de 20 g dans 1 litre d'eau : prenez 2 ou 3 cuillerées à soupe minimum de ce mélange chaque jour si nécessaire.

Au niveau alimentaire, le seul fait d'augmenter votre ration journalière de salades, crudités et autres légumes et fruits, favorisera le transit intestinal. Pour un effet maximum, on peut d'ailleurs réaliser ce que l'on appelle une « bouillie cellulosique », une sorte de soupe de légumes épaisse, mixée ou non (on ne va pas y mettre trop d'eau), afin qu'elle agisse comme un balai au niveau des intestins. On évitera d'y mettre des pommes de terre, mais on pourra avantageusement y ajouter des plantes aromatiques (romarin, basilic, estragon…) qui stimulent les glandes digestives et désinfectent la sphère intestinale. Cette bouillie peut être consommée à volonté, lors d'un repas ou sous forme de monodiète, plusieurs jours de suite. On l'utilisera également pour démarrer le nettoyage de son côlon avant un jeûne.

Autre incontournable d'une bonne santé intestinale : **les lavements**. Même si le concept reste largement tabou, il est évident que le fait d'injecter un liquide dans l'anus favorise l'expulsion des déchets, en particulier les croûtes qui tapissent les parois intestinales et qui s'éliminent peu naturellement. Ils se pratiquent avec une poche à lavements, que l'on va remplir d'eau tiède (idéalement à 37 °C, la température du corps) et placer à une certaine hauteur ; la canule ensuite sera introduite dans l'anus. On peut pratiquer un lavement à quatre pattes ou couché sur le côté gauche. Dès que la pression de l'eau se révèle forte ou gênante, on ferme le robinet pendant 1 ou 2 minutes et l'on respire profondément. Dès que l'on en ressent le besoin, on peut aller évacuer l'eau et les selles aux toilettes, puis on reprend le processus. On commence par 1 litre d'eau environ, quantité que l'on peut augmenter au fil du temps et de l'habitude. Si vous pratiquez régulièrement des lavements, veillez à ce que votre alimentation apporte suffisamment de probiotiques afin de ne pas perturber en excès votre flore intestinale : mangez alors quotidiennement de la soupe au miso, de la choucroute, des jus de légumes lactofermentés... L'hydrothérapie du côlon est la version moderne du lavement : il s'agit d'une machine équipée d'une canule à deux tuyaux, qui va remplir complètement le côlon d'eau, puis le vidanger jusqu'à ce qu'il soit complètement propre. La supervision d'un thérapeute spécialisé est ici nécessaire. Et l'on fera alors généralement une cure de probiotiques sous forme de compléments alimentaires pour aider le corps à se régénérer sans dommage.

Le lavement (et non l'hydrothérapie du côlon, attention) peut se pratiquer régulièrement et même tous les jours en cas de monodiète ou de jeûne, mais aussi au moindre signe de grippe, rhume, migraine, dérangement digestif, infection, inflammation, allergie. Il n'empêche qu'il possède aussi ses contre-indications : on ne le pratiquera pas en cas de crise hémorroïdaire, ni en cas de cancer rectal, de fissure anale, ou si son principe n'est pas bien accepté psychologiquement. *A priori*, on n'a aucune raison de se faire violence si l'on n'est pas prêt à faire quelque chose (surtout pour notre mieux-être). Le respect de soi est une priorité, quel que soit le contexte.
À noter : La purge yogique, appelée aussi « *shank prakshalana* », est un exercice de nettoyage en profondeur

des intestins issu du Hatha yoga. Il s'agit de faire circuler de l'eau le long du système digestif, de la bouche à l'anus, en passant par les intestins et le côlon, pour en faire sortir tous les résidus qui peuvent y stagner habituellement. Ce procédé ne coûte rien mais nécessite d'être initié et encadré par une personne compétente (et de disposer d'un peu de temps)…

Les reins

Ces émonctoires spécialisés dans le drainage des surcharges acides dites « cristalloïdales » sont également soumis à rude épreuve. Énergétiquement parlant, car le stress – toutes les formes de peur d'ailleurs – les épuise jusqu'à parfois les léser. Métaboliquement ensuite, lorsqu'on sait que les surcharges protéiques, les abus carnés, l'insuffisance d'eau les obligent à travailler avec excès (afin d'éliminer les acides qu'ils génèrent). Comment ça marche ? Le sang chargé de déchets est amené aux reins par les deux artères rénales, et une fois purifié, il ressort par les veines rénales. Les déchets récupérés sont alors dilués dans de l'eau et excrétés sous forme d'urine. Que faut-il faire pour les chouchouter et les drainer ?

Boire suffisamment comme nous l'avons déjà évoqué. En effet, lorsque la consommation de liquide est insuffisante, les reins ne sont pas suffisamment stimulés dans leur travail, ce qui ne permet pas une bonne élimination des toxines. Les urines seront alors rares et très concentrées, et leur stagnation

favorisera la formation de calculs. En buvant 1 verre d'eau par heure environ, l'apport sera alors suffisant (s'il fait une température tempérée et si vous ne pratiquez pas un sport de manière intensif).
Le sport et les activités physiques augmentent la vitesse de circulation du sang : la pression sanguine augmente et facilite l'épuration par les reins. En fait, la sédentarité est doublement mauvaise pour les reins, car non seulement elle ralentit la circulation sanguine, mais en plus les déchets, mal oxydés, sont plus gros et difficiles à éliminer.
Les réchauffer. Comme le foie, les reins semblent avoir besoin d'une température avoisinant les 40 °C pour fonctionner au mieux. C'est pourquoi certaines personnes portaient autrefois une ceinture large de flanelle pour les réchauffer. Une habitude à retrouver lorsque les températures baissent.
Sans oublier de **miser sur les plantes adaptées**. Au niveau rénal, les draineurs qui stimulent le travail de filtrage et d'élimination sont appelés des **diurétiques**. Il existe de très nombreuses plantes médicinales possédant de telles propriétés. Leur action, profonde et durable, ne lèse pas les reins. En outre, elle préserve l'équilibre minéral des tissus. Les feuilles de cassis font partie de mes préférées : douces au goût, elles sont diurétiques et favorisent l'élimination des cristaux. Les queues de cerise ont également une action diurétique : de plus elles sont économiques, on peut conserver les queues lorsque l'on mange les cerises et les utiliser fraîches ou séchées. Le bouleau, excellent dépuratif général,

est spécialement actif au niveau rénal. Si l'aubier de tilleul est efficace (il constitue également une plante hépatique de premier plan), j'ai du mal à le recommander, car il faut abattre un arbre d'une vingtaine d'années pour en bénéficier… Ce n'est pas tout : la busserole, la bruyère, la piloselle, la prêle, et bien sûr la reine-des-prés participent également à notre bonne santé rénale et urinaire.

Certains cataplasmes que l'on place au niveau de la région rénale peuvent optimiser la fonction des reins : nous avons déjà parlé de l'oignon, mais l'argile chaude et le chou sont également efficaces pour les nettoyer de l'extérieur.

Les poumons

S'ils sont moins sollicités que les précédents pour leurs vertus émonctorielles, impossible pourtant de les négliger : d'abord parce qu'ils exhalent du dioxyde de carbone (qui est bien un déchet de notre métabolisme), de la vapeur d'eau et quelques déchets gazeux, mais pas seulement. Ils nous servent ensuite à éliminer mucus et crachats, plus ou moins riches en molécules lipoprotéiques et lipoglucidiques, lesquels suivront le même chemin que l'oxygène que l'on respire, mais en sens inverse (ils seront éliminés de la même manière que le dioxyde de carbone, à la différence près que leur parcours sera plus laborieux à travers toutes les ramifications de l'arbre pulmonaire, du sang aux alvéoles pulmonaires, puis aux bronchioles, aux bronches, à la trachée et enfin au larynx). Lorsque ces déchets encombrent trop les voies respiratoires, nous les rejetons en toussant. Les encombrements, même faibles, se manifestent déjà lors d'un petit footing : les mouvements plus amples de notre cage thoracique générés par l'effort vont faciliter leur expulsion. Il est aussi possible de drainer nos poumons d'autres façons.

Les différentes positions inversées facilitent l'élimination sans violence de ces mucus pulmonaires : il peut s'agir de la chandelle (si l'on ne souffre pas de douleurs à la nuque), de la posture sur la tête Sirsasana en yoga (laquelle nécessite un peu de pratique, mais reste bien plus simple qu'il n'y paraît), de faire l'équilibre (contre un mur), de se suspendre à une barre la tête en bas (ce que l'on appelait enfant « le cochon pendu ») ou simplement à son réveil (et selon son agilité) de se pencher la tête et le thorax hors du lit jusqu'à ce que la tête touche le plancher.

Les plantes médicinales actives au niveau des voies respiratoires peuvent être prises par voie interne (en infusion ou en gouttes) et/ou par voie externe (par inhalation, laquelle consiste à respirer la vapeur chaude d'une préparation à base de plantes, tête recouverte d'un linge). Elles agissent en fluidifiant les sécrétions bronchiques, en dilatant les alvéoles et en facilitant l'expulsion des déchets : l'eucalyptus est utilisé de manière classique dans ce contexte, que ce soit en infusion ou en huile essentielle. C'est aussi le cas du pin, du thym, du serpolet et de l'origan (ce dernier étant plus particulièrement actif au niveau de la gorge). J'ai un petit faible pour le plantain, si courant sur nos chemins de campagne, lequel va purifier et fortifier nos voies respiratoires (1 cuillerée à soupe de feuilles par tasse d'eau chaude, laissez infuser 10 minutes).

La qualité de l'air respiré est également essentielle pour notre santé. Comment l'optimiser ? Un diffuseur d'huile essentielle vous permettra d'ajouter dans l'air des molécules thérapeutiques, ainsi que des ions négatifs (qui n'ont de négatif que la charge électrique qu'ils contiennent, car ils sont très bénéfiques pour notre santé et notre équilibre psychique !). Parfaites pour les adultes, les huiles essentielles d'oranger, de cèdre de l'Atlantique, de lavande fine ou de pin sylvestre parfumeront et assainiront agréablement votre intérieur.

Les bougies d'oreilles Hopi

Pas de doute : les oreilles ne sont pas des émonctoires. Mais il est néanmoins possible d'éliminer certains déchets stagnants qui s'y trouvent, tout en y activant les circulations sanguines et lymphatiques. Ces bougies se présentent sous la forme d'un cylindre creux d'une vingtaine de centimètres. Elles sont fabriquées en tissu léger, rendu rigide par la cire d'abeille contenant des plantes médicinales pulvérisées. La personne étant allongée sur un côté, la bougie va être placée verticalement au niveau de l'entrée du conduit auditif. L'extrémité libre de la bougie est alors allumée (il n'y a pas de mèche, ce sont donc les parois du cylindre qui brûlent). Et on arrête évidemment lorsqu'elle devient trop courte et que la flamme se rapproche de la tête. L'air chaud montant dans le cylindre de la bougie aura alors aspiré la cire accumulée dans le conduit auditif (dans le cas de bouchons, plusieurs séances sont en général nécessaires pour les extraire complètement). On traite toujours les deux oreilles au cours d'une même séance. Au final, la personne se sent plus légère, entend mieux, certains maux de tête pouvant même s'atténuer, voire disparaître (on peut acheter ces bougies en magasin bio).

La peau

Ultime émonctoire, et non des moindres, organe essentiel de protection du corps, la peau possède des fonctions majeures dont on prendra particulièrement soin lors d'une cure détox. D'un côté, à l'aide des glandes sudoripares, elle relaie parfaitement les reins (ces glandes sont d'ailleurs construites sur le même modèle que les néphrons des reins) si nécessaire : nous l'avons tous expérimenté, par grandes chaleurs, des litres de sueur peuvent être éliminés alors que peu d'urine sera parallèlement émise. Cette transpiration élimine des toxines en quantité. L'élimination quotidienne de sueur est d'environ 80 cl contre 1,5 litre d'urine. Mais, en cas de fièvre, le corps peut éliminer jusqu'à 2 ou 3 litres de sueur. Normalement, la sueur n'a pas d'odeur désagréable : mais plus elle est chargée de toxines, plus elle sera forte. Et lorsque l'élimination de ces toxines dépasse la capacité des glandes sudoripares, celles-ci finissent par se boucher, s'irriter, voire s'enflammer, et divers problèmes de peau peuvent apparaître, comme des eczémas secs, des prurits, des démangeaisons… Retenez que, dans tous les cas, transpirer constitue une fonction saine et normale qu'il ne convient pas de censurer. D'ailleurs, la transpiration ne sert pas uniquement à éliminer les déchets, elle contribue aussi à l'équilibre thermique du corps, c'est-à-dire à maintenir sa température constante.

Autres glandes cutanées : les glandes sébacées. Situées à la racine des poils, au nombre de 300 000 sur l'ensemble du corps, elles produisent le sébum, ce liquide épais et assez gras qui va parfois graisser excessivement cheveux, front et ailes du nez. Secrété en quantité normale, il joue un rôle essentiel dans l'imperméabilité de la peau, sa lubrification et son confort. Il faut chercher les causes de l'hyperséborrhée du côté d'un déséquilibre hormonal, du stress ou d'un surmenage hépatobiliaire.

Puisque l'intelligence du corps utilise la sueur afin d'éliminer un trop-plein de toxines, on va chercher à l'imiter en provoquant une élimination cutanée aussi forte que possible par sudation. Première étape pour rééduquer la peau : **la friction**. Que ce soit avec un gant de crin, une brosse de friction ou un linge rugueux, l'idéal est de frotter sa peau tous les matins pendant plusieurs minutes. Avec autant d'enthousiasme que possible ! Bien sûr, durant les premières séances, faites preuve de douceur. Mais rappelez-vous que nous ne sommes pas en sucre et que les frictions doivent être de plus en plus énergiques au fil du temps. Rien de tel pour soutenir le

métabolisme de la peau et faciliter la desquamation des cellules mortes.
Seconde étape pour éliminer encore plus de toxines : **l'exercice physique**. Nous en reparlerons, mais vous n'ignorez pas que la sueur éliminée lors d'une pratique sportive est nettement plus abondante et chargée qu'en temps normal, car les activités physiques stimulent à tous les niveaux, et de manière importante, les métabolismes et les échanges. Et la transpiration sera, bien sûr, plus importante si vous vous bougez au soleil. Vous pouvez aussi augmenter cette sudation en portant certains vêtements spécifiques, parfois imperméables, qui vont servir à renforcer la chaleur corporelle. Une douche après avoir transpiré est indispensable afin d'éliminer correctement les déchets générés.
Les bains hyperthermiques évoqués précédemment, mais surtout **le sauna**, activent également la peau de manière importante. Grande pratique naturopathique de santé, ce bain d'air chaud élimine les toxines en profondeur, à condition d'en respecter le mode d'emploi. On commence toujours le sauna par une douche, pour se laver, puis on se sèche méticuleusement (même les cheveux). Puis on entre dans la cabine, en s'allongeant ou en restant assis (mais, dans tous les cas, les pieds seront à la même hauteur que les fessiers) en attendant que la première sudation se déclenche (au moindre signe de mal-être en attendant cette première sudation, sortez et poursuivez le protocole). En général 10 minutes suffisent. Sortez alors de la cabine, puis,

en fonction de votre résistance, prenez rapidement une douche aussi froide que possible (sans héroïsme non plus, il s'agit juste ici d'intensifier les échanges métaboliques[35]). Reposez-vous, allongé, durant un temps identique à celui passé dans le sauna. Répétez l'ensemble encore 1 ou 2 fois (on fait en général trois passages dans le sauna, un massage pouvant être intercalé entre le deuxième et le troisième passage, afin de renforcer la détoxification). **Le hammam**, parce qu'il est moins chaud et plus humide, agit moins en profondeur que le sauna. Il prend néanmoins soin de notre peau et l'assainit avec efficacité (surtout si vous y associez, selon la tradition, un gommage au gant kessa et un massage).

Les bains de soleil (avec modération), **les enveloppements chauds** (pratiqués dans certains instituts de beauté ou en thalassothérapie), le **palper-rouler** – un massage profond utilisé contre la cellulite mais également efficace pour drainer différentes formes de déchets – participent également tous à l'excrétion des déchets par la peau. C'est aussi le cas de **certaines plantes**, qu'il s'agisse de la bourrache, la bardane, mais aussi de la pensée sauvage ou des fleurs de sureau (à raison de 1 cuillerée à soupe de fleurs sèches par tasse). L'idéal : boire environ 2 tasses de l'une de ces plantes en infusion peu de temps avant une séance de sudation, et 2 autres juste après.

L'utérus

Les règles mais aussi les pertes blanches (ou leucorrhées) montrent que l'organisme féminin va chercher à « dériver » certains déchets muqueux par cet émonctoire de secours. En cas de souci, c'est principalement au niveau de l'assiette et des intestins qu'il va falloir chercher à agir plutôt que de les combattre à coup d'antiseptiques (ou d'antibiotiques) trop souvent automatiques.

Le système lymphatique

Les déchets, pour atteindre les émonctoires empruntent, soit le système sanguin, soit le réseau lymphatique, dont le rôle est essentiel pour tous les processus d'élimination : 2 litres de lymphe circulent à l'intérieur des vaisseaux lymphatiques, lesquels aboutissent pour la plupart dans les ganglions lymphatiques. Le rôle de ceux-ci est multiple mais toujours en lien avec le nettoyage des liquides du corps et la défense de l'organisme. On les trouve en grand nombre dans la région du cou, des aisselles et de l'aine. Ces véritables stations de filtrage constituent les sites le plus importants de production de globules blancs, les lymphocytes. Si certaines techniques mentionnées bénéficient aussi au système lymphatique (c'est le cas du brossage du corps mais aussi des activités sportives), d'autres vont agir spécifiquement sur celui-ci : le trampoline, ainsi que le drainage lymphatique.

Le trampoline est un incontournable de la bonne santé lymphatique. Il ne s'agit pas de faire des acrobaties sur votre trampoline d'appartement mais des petits rebonds, parfois même en décollant juste les talons selon votre forme physique. L'idée est d'apporter un mouvement doux durant une soixantaine de sauts, qui vont drainer le système lymphatique (sans impact sur les articulations si votre trampoline à des ressorts de qualité).
Le drainage lymphatique est un massage doux et lent destiné à désengorger les ganglions lymphatiques congestionnés et à accélérer la progression de la lymphe dans les vaisseaux. Assez complexe, il nécessite l'intervention d'un expert formé à cette technique.

Selon certains naturopathes, **les articulations** pourraient aussi faire office d'émonctoires. Pour des arthritiques, il semblerait en effet que les capsules articulaires puissent se comporter comme des poches où s'accumulent des déchets acides. Riches en réserves minérales alcalines, les articulations sont le siège d'échanges intenses avec les acides toxiques qui circulent. Le ralentissement du flot circulatoire sanguin et lymphatique dans ces régions de rétrécissement mécanique favorise ce type d'encrassement local. D'où l'intérêt de faire circuler tout ça à l'aide de sport et de massages…

CHAPITRE X

Le mouvement c'est la vie

Tout le monde est prêt à faire plein d'efforts pour manger mieux, voire accepter des régimes restrictifs parfois aberrants, mais bouger c'est plus compliqué ! Or, l'éducation corporelle est essentielle. D'ailleurs, que ce soit dans la Grèce antique, chez les Égyptiens, en Inde ou ailleurs, tous les enseignements ancestraux et hygiéniques intégraient la pratique physique, le mouvement et la respiration. À chacun alors de faire l'effort de trouver la pratique qui le tente.

L'exercice physique, c'est bon pour tout, à tous les niveaux

- **Au niveau physiologique**, cela va dynamiser la circulation de tous les liquides du corps, stimuler les émonctoires et l'ensemble du métabolisme, augmenter la température corporelle (autant de paramètres essentiels pour la détox), et nous permettre de garder ou reconstruire une bonne tonicité et une bonne souplesse musculaire. Le sport, ou d'ailleurs l'activité physique quelle qu'elle soit – si vous aimez vous bouger en faisant du jardinage ou du ménage, libre à vous –, nous aide à libérer les acides en excès, que ce soit par les reins, la peau comme les poumons. Au niveau physique déjà, l'exercice pratiqué de manière modérée[36] participe grandement à l'homéostasie corporelle, donc à maintenir nos équilibres en santé.

- **Au niveau énergétique,** nous nous sentons par la pratique de plus en plus en harmonie avec nous-mêmes, avec les autres et avec le monde. Ce bénéfice sera d'autant plus optimisé que nous pratiquerons dans des lieux en extérieur chargés en énergie (cascades, roches, forêt, bord de mer…).
- **Au niveau émotionnel,** l'exercice physique nous permet de compenser, voire de nous libérer de surcharges émotionnelles. Il nous permet de nous défouler, au moins dans un premier temps. Ensuite, la pratique apporte du plaisir, du jeu, de l'émulation. D'ailleurs, elle entraîne la sécrétion d'hormones euphorisantes, les endorphines (à condition qu'elle soit suffisamment intense et qu'elle dure assez longtemps). Enfin, habiter son corps avec plaisir n'est pas anodin et participe à son érotisation, au sens noble du terme.
- **Au niveau mental,** la pratique physique favorise la détente corticale, l'harmonisation nerveuse, et permet de se libérer de la tension accumulée. Elle permet d'intégrer, en particulier à l'adolescence, mais pas seulement, des notions

d'endurance, de dépassement de soi, de détermination, mais aussi de stratégie et d'anticipation. La mémorisation est également nécessaire dans de nombreuses pratiques comme le taichi, la danse, etc. Enfin, l'exercice physique participe de la construction de l'individu, de sa personnalité, entre autres au sein de la collectivité. D'où l'importance d'une pratique dès le plus jeune âge pour se confronter aux règles, au plaisir d'appartenir à un groupe.

- **Au niveau spirituel,** le sport nous confronte à la beauté du geste, du corps, sa vitalité, ainsi qu'à la joie immédiate de la pratique, mais aussi joie par rapport à une sensation d'absolu lorsque l'on se sent à l'unisson avec la personne avec qui l'on pratique ou en relation profonde et intense avec des éléments de la nature.
- **Enfin, au niveau socioculturel,** le sport a toujours participé de la conscience de groupe, de la reconnaissance de l'autre, de la paix et de la fraternité (même si l'excès inverse peut aussi exister par la compétition et la manipulation).

Alors, quand est-ce que vous vous y mettez ? !

Mini-trampoline, natation, saut à la corde, marche… les sports détox ne manquent pas. Même si mon chouchou reste encore et toujours le yoga : il nous aide en effet à déstresser et à nous désintoxiquer, grâce à plusieurs postures – de torsion en particulier –, qui vont « essorer » les organes et les aider à se purifier. Si cette pratique nécessite un encadrement par un professeur compétent (et certifié), vous pouvez déjà vous initier, grâce à cette salutation au soleil. Cet exercice de yoga, très connu, se pratique le matin afin de stimuler son corps et le préparer à affronter la journée…

1. Tenez-vous debout bien droit, les mains jointes devant la poitrine. Respirez régulièrement. Inspirez en levant les bras au-dessus de la tête et penchez-vous doucement en arrière de quelques centimètres à partir de la taille, de manière à sentir un étirement sur tout l'avant du corps.
2. Expirez en vous penchant en avant à partir des hanches. Posez les mains sur le sol de part et d'autre des pieds. Inspirez en relevant la tête. En même temps, posez le pied droit derrière vous aussi loin que possible. Reculez le pied gauche de façon que tout le poids du corps repose sur les mains et sur les pieds. Votre corps doit former comme une planche des mains aux pieds.
3. Expirez en posant les genoux à terre. Appuyez la poitrine sur le sol, puis le menton.
4. Tout en expirant, abaissez le corps en pliant les coudes, de manière à être allongé à terre, à plat. Puis arquez doucement le dos jusqu'à la taille en appuyant sur vos bras : la poitrine doit quitter le sol. Les mains restent à terre, les bras sont tendus.

5. Expirez, pliez les genoux, puis tendez les bras et les jambes et remontez les hanches de manière à former un V inversé. Inspirez et posez le pied gauche entre les mains, puis le pied droit. Continuez à inspirer en vous redressant en position verticale.

Vous pouvez reprendre à partir de l'étape 2, en n'oubliant pas d'alterner pied gauche et pied droit.

Un massage, le bonheur en plus...

Masser c'est aussi donner du mouvement au corps, mais d'une autre manière, en le pressant, en le pétrissant avec les mains ou avec un appareil, ou en lui transmettant de l'énergie, afin de lui donner davantage de souplesse, d'éliminer des douleurs, fatigues, tensions, et pour le relaxer tout simplement. Les bénéfices du massage seront conditionnés par la technique, la puissance appliquée, la durée des stimulations, le rythme, l'intensité, la zone choisie. Au niveau de la peau, on obtiendra davantage de souplesse (et moins d'adhérence entre les tissus). La circulation sera stimulée, les terminaisons nerveuses éveillées, la peau échauffée, ce qui active les glandes sébacées comme sudoripares. Au niveau musculaire, on peut générer une action vitalisante comme relaxante, en fonction de l'intensité et du choix des manœuvres. Mais ici, c'est surtout au niveau liquidien que les massages nous intéressent puisqu'ils vont accélérer la circulation sanguine comme lymphatique, et faciliter tous les échanges. Sur le plan physique, le drainage des toxines comme l'apport des nutriments aux cellules seront améliorés. Le massage permet aussi une libération des émotions, des tensions profondes générant un mieux-être, une chaleur, une sorte de lâcher-prise lié au plaisir apporté par le corps. Nous voilà libérés du caquetage mental : le massage nous aide à réhabiliter le corps sans ce référentiel permanent, nous pouvons vivre sans que le mental vienne mettre son grain de sel… Un autre niveau de conscience de soi est activé et orienté. Le massage, quel qu'il soit, va vous aider à tenir le coup tout au long de votre cure détox, la potentialiser, la booster, même si le massage drainant va contribuer à éliminer les toxines des tissus, en profondeur. Le drainage lymphatique que nous avons déjà évoqué va aussi stimuler les ganglions et certaines zones de lymphe localisées pour accélérer la circulation lymphatique, selon un pompé/chassé très précis : il va favoriser le drainage des toxines (comme son nom l'indique) et stimuler l'immunité. D'autres massages sont pertinents lors de cette période : la réflexologie plantaire, qui stimule à distance les organes ayant besoin, au sens quasi littéral du terme, d'un petit coup de pouce… ainsi que la fasciathérapie, qui travaille sur les membranes très fines entourant les différents organes et leur redonne de la vitalité en stimulant leur mobilité.

CHAPITRE XI

Relaxez-vous !

Nos peurs, nos soucis, nos tensions, nos pensées négatives forment dans notre corps des cuirasses musculaires, une sorte d'armure qui va nous maintenir tendus en permanence, et dont l'élimination aura des effets bénéfiques sur l'ensemble de notre état psychique. Sophrologie, hypnose, méthode Vittoz ou Trager… toutes les techniques d'intériorité permettant de mieux gérer les tensions de la vie quotidienne ont leur place en cure détox. Elles entraînent un relâchement des fibres musculaires, quels que soient les muscles considérés, mais aussi une prise de conscience corporelle bénéfique, tout en favorisant la récupération. L'objectif est ici de libérer la force vitale, d'éviter le gaspillage et de favoriser l'autoréparation.

La relaxation différentielle

La relaxation nous met en nous alors que la vie quotidienne nous met hors de nous. Nos cinq sens surveillent notre environnement en permanence dans le but d'assurer notre survie. En fermant (enfin) les yeux sur le monde extérieur, on se tourne vers son monde intérieur. L'énergie économisée est mise au crédit du fonctionnement global du corps : l'oxygénation cellulaire est optimisée, la conscience du schéma corporel affinée, les fonctions cardiaque et respiratoire ralenties, le sommeil tout comme la mémoire sont améliorés.

Si la pratique de l'hypnose ou de la sophrologie nécessite la présence d'un thérapeute, certaines pratiques de relaxation peuvent être faites en solo, tranquillement à la maison. C'est le cas de la **relaxation différentielle**, laquelle consiste à apprendre à ne faire bouger que les muscles utiles pour agir. Car nous avons tendance à être beaucoup plus tendus que nécessaire lorsque nous agissons : il s'agit donc de chercher à dépenser le minimum d'énergie pour accomplir un acte, l'excès de tensions étant souvent à l'origine de douleurs, voire de ruminations mentales, entraînant fatigue et perte d'efficacité. La relaxation différentielle consiste tout d'abord à repérer où se situent les tensions musculaires durant une activité, puis à les relâcher en utilisant par exemple la technique de contraction-décontraction des muscles.

Vos TP

En position assise, les yeux fermés, vous allez contracter tout en douceur des muscles spécifiques (à environ 20 % de leur capacité).

Pliez le bras gauche et identifiez la sensation de tension dans le biceps. Une fois cette tension bien localisée, relaxez tout le reste du corps. Tout le corps doit être détendu, seul le biceps est contracté. Relaxez votre bras.

Faites la même chose avec le bras droit.

Asseyez-vous bien droit (en étant décollé du dossier de votre siège) et notez les sensations de tension de chaque côté de la colonne vertébrale. Relâchez bien tous les muscles, en ne maintenant que la tension nécessaire pour ne pas tomber, ni pencher excessivement d'un côté ou de l'autre. Reposez-vous sur le dossier. Relaxez-vous.

Serrez fermement les mâchoires et notez la tension qui se prolonge jusqu'aux tempes. Relâchez les autres muscles qui n'ont pas besoin d'être contractés. Relaxez-vous. Ramenez la langue en arrière et prenez note de la tension existant dans la langue et dans le fond de la bouche. Relâchez.

Serrez très fort les paupières tout en relâchant l'ensemble du corps, et en particulier tous les muscles du visage. Relaxez-les. Sous les paupières, tournez les yeux vers la droite, vers la gauche, vers le haut, vers le bas, et notez les tensions des muscles oculaires. Le reste du visage est bien détendu. Relaxez-vous.

Imaginez que vous êtes en train de parler avec quelqu'un et notez les tensions des muscles phonateurs qui se produisent comme si vous parliez réellement. Apprenez à détendre les autres muscles pendant cette conversation imaginaire. Relâchez.

L'objectif de ces exercices est d'apprendre à repérer puis réduire, dans la vie quotidienne, le maximum de tensions musculaires inutiles. Les tensions musculaires étant liées aux tensions psychiques, en supprimant les premières vous supprimerez les secondes. Nous apprenons ainsi comment moins gaspiller d'énergie au quotidien.

Peut-on apprendre à respirer ?

Si l'on peut rester jusqu'à 80 jours sans manger (je n'ai pas dit qu'il fallait essayer de le faire, j'ai dit que c'était possible dans des conditions extrêmes), 3 à 5 jours sans boire, il n'est possible de rester que quelques minutes sans respirer. D'où l'importance de prendre soin de cette faculté. D'autant qu'il semble que nous ayons tendance à respirer de plus en plus vite (ce qui n'est probablement pas bon signe lorsqu'on sait que la longévité des espèces est proportionnelle au rythme respiratoire). Que faire alors ? Se poser et apprendre à respirer. Même si c'est assez contraignant, j'en conviens bien. Mais c'est aussi le seul moyen dont nous disposons pour interférer au niveau de notre système parasympathique (automatique, involontaire) afin de calmer la machine[37]...

- **La respiration ventrale.** C'est une respiration diaphragmatique, en principe notre respiration naturelle, celle des bébés comme des animaux (sauf que le stress nous met en respiration haute, dite thoracique, laquelle ne devrait uniquement servir que pour les situations d'urgence). Essayez de la faire devant la glace : inspirez sans bouger les épaules, ni gonfler le thorax. Expirez ensuite complètement en sollicitant les muscles abdominaux. Pour quoi ? Cette technique calme rapidement les stressés, favorise la digestion, l'endormissement et le retour veineux, car elle dynamise le système nerveux parasympathique (celui qui aide au repos et à la récupération).

- **La respiration rénale.** Il s'agit d'une respiration ventrale associée à un gainage progressif des abdominaux pendant l'inspiration. La pression du diaphragme se trouve alors dirigée vers la région rénale (dans le dos). Pour bien comprendre de quoi il en retourne au début, posez vos mains au-dessus de vos lombaires et repoussez-les à l'inspiration. Pour quoi ? On dit que cette respiration active les surrénales et vaut largement les effets reboostants et tonifiants d'une tasse de café.
- **La respiration de la région sous-ombilicale ou hara.** Cette respiration abdominale fait intervenir la contraction des abdominaux sous le nombril. Le résultat est le gonflement du hara pendant l'inspiration, puis la contraction de celui-ci pendant l'expiration. Pour quoi ? C'est un excellent moyen d'améliorer la qualité des muscles abdominaux, de lutter contre la constipation et de réveiller sa puissance d'action (on sollicite en particulier cette respiration pour la parole et le chant).
- **La respiration circulaire.** Inspirez pendant 6 secondes et expirez pendant 6 secondes

dans la continuité. Pour quoi ? Cette respiration simple nous apprend à mobiliser à la fois nos abdominaux et notre cage thoracique, et à régulariser notre débit.

- **La respiration carrée.** Inspirez, marquez un temps de repos en apnée poumons pleins, expirez, marquez un temps de repos en apnée poumons vides. Le temps de chaque étape doit être identique (vous pouvez compter 4 temps ou 4 pas, par exemple, même si avec de la pratique on peut la faire sur 6, voire 8 temps. À pratiquer 10 minutes environ). Pour quoi ? Cette respiration est très harmonisante, elle représente symboliquement les quatre saisons, et nous aide à prendre conscience du moment où nous nous sentons mal à l'aise (face au plein ? face au vide ?).

Offrez-vous un bain de nature !

Parfois, il peut arriver que nous soyons à bout de solutions, que nous n'ayons plus rien à proposer face à l'épuisement et à la lassitude de ceux qui viennent nous consulter. Parfois, nos remèdes – nos « poudres de perlimpinpin », comme je dis tendrement –, nos changements alimentaires et hygiéniques ne suffisent pas : les gens sont vidés, épuisés, saturés de pollution. Il ne reste plus qu'une solution selon moi : le retour au vert. Seule la nature semble alors pouvoir les remettre dans les rails de leur vie. C'est en tout cas ma conviction. Ne riez pas ! Les études le montrent : « Une chambre avec vue sur un bout de gazon peut aider des malades à guérir plus vite ; une parcelle de potager urbain [...] réduit le climat d'agressivité ; une immersion en forêt ou en montagne réduit le taux de cholestérol, régule le flux sanguin, déclenche des bouffées de bien-être », comme l'explique magnifiquement la journaliste Pascale d'Erm[38]. Parce que la majorité de notre histoire s'est déroulée en étroite dépendance avec la nature, nous avons besoin de nous immerger en son sein afin de nous retrouver et nous régénérer. Je suis convaincue qu'il ne peut en être autrement : matrice originelle, elle nous confronte à nos besoins les plus élémentaires, tout en éveillant nos sens. Et notre joie : « En quelques jours seulement d'immersion dans la nature (environ trois selon les écopsychologues), nos sens atrophiés, étouffés, réduits, se remettent à vibrer, poursuit la spécialiste : nous pouvons à nouveau capter les sons subtils, saisir les odeurs, considérer vraiment l'intérêt et la beauté de ce qui nous entoure. L'existence revêt dès lors une intensité supplémentaire qui nous aide à progresser dans une voie intime et spirituelle. »

CHAPITRE XII

Soigner son chez-soi

Lorsque nous sommes exposés à des polluants, alors même que nous n'en avons pas conscience, notre rythme cardiaque s'accélère, comme si l'organisme essayait d'éliminer ces substances toxiques aussi vite que possible. Malheureusement, il ne sait pas les dégrader, et va donc les envoyer aussi rapidement que possible dans les graisses, où il les stocke (plutôt que de les laisser circuler dans le sang). Il est donc probablement vital de réduire l'exposition à ces toxines. Comment ?

- En aérant régulièrement son intérieur (2 fois 20 minutes par jour en créant un véritable courant d'air) puisque, contrairement à la croyance, l'air à l'intérieur de nos logis est bien plus pollué que l'air extérieur. Mieux vaut néanmoins aérer tôt le matin quand le niveau de pollution extérieure est au plus bas.
- En utilisant des produits d'entretien verts. Notez qu'à partir de vinaigre blanc (pour nettoyer les vitres, le sol et les toilettes), de citron (en guise d'encaustique une fois dilué dans de l'huile végétale) et de bicarbonate de sodium

(pour désodoriser), vous pouvez quasiment tout faire.

- En allant fumer dehors (si l'on n'est pas encore parvenu à s'arrêter).
- En étant maniaque. En nettoyant minutieusement votre intérieur, et en particulier en exposant régulièrement votre literie au soleil, vous parviendrez à limiter la présence des acariens, ces « contaminants biologiques » – comme les poils des animaux et les micro-organismes de type moisissures – pouvant engendrer des pathologies respiratoires et/ou aggraver des allergies.
- En verdissant votre intérieur. Certaines plantes sont capables de limiter la pollution et les ondes électromagnétiques. Il s'agit du lierre, du gerbera, du ficus ou du palmier nain contre le formaldéhyde – un polluant chimique très présent dans nos intérieurs par l'intermédiaire des matériaux de construction, du mobilier, des produits d'entretien et même de certains cosmétiques ; le chlorophytum, le dracaena ou l'arum grimpant sont très utiles contre le monoxyde de carbone (dans les pièces avec une cuisinière ou un chauffe-eau, ou avec de la moquette ou des tapis) ; enfin, le cactus colonnaire agit contre les ondes électromagnétiques, il aura donc sa place près du Wi-Fi (même s'il faut aussi penser à éteindre celui-ci la nuit), des ordinateurs, des téléviseurs et des téléphones.
- Et dehors, en marchant *on the right side*[39]. Lorsque vous êtes à pied, marchez aussi loin que

possible du caniveau, où le niveau de monoxyde de carbone est à son comble, et efforcez-vous de respirer non par la bouche mais par le nez. Si vous faites du sport dehors – sachant que l'on respire dix fois plus d'air en s'activant qu'au repos –, pratiquez très tôt dans la journée ou dans des lieux préservés. En voiture, ouvrez vos fenêtres et éteignez la climatisation : les systèmes de ventilation puisent en effet l'air sous la voiture, juste là où arrivent les gaz d'échappement du véhicule précédent.

Le saviez-vous ?

Nous respirons près de 20 000 litres d'air par jour.
À chaque inspiration, nous sommes en contact avec 6 000 particules potentiellement contaminantes ou allergisantes.
1 enfant européen sur 7 souffre d'asthme.
Les logements dans lesquels les habitants ne retirent pas systématiquement leurs chaussures en rentrant contiennent d'importantes quantités de plomb.

CHAPITRE XIII

Et après ?

Vous êtes parvenu à prendre soin de vous, à détoxifier votre organisme, à découvrir de nouveaux gestes, de nouvelles habitudes, de nouvelles pratiques. S'il ne s'agit pas de les garder tout le temps, n'hésitez pas à en saupoudrer vos jours… et vos nuits. Ne vous perdez plus dans le marathon du quotidien, privilégiez la qualité à la quantité, mettez de la douceur, de l'authenticité et de la simplicité dans votre vie. Le bonheur en plus.

Habitez le temps, célébrez la vie, invitez en vous un espace de respiration et d'accueil de ce qui est, loin de l'obsession du contrôle. Lorsque vous sentez que vous vous emballez à nouveau, apprenez à ralentir, à respirer, à quitter le jeu. Non pour fuir, mais pour réajuster vos envies avec votre mode de vie, pour réfléchir, choisir, agir selon vos convictions, et non par nécessité. Ralentir, vivre plus *slow*, c'est savourer, résister aussi, découvrir un nouvel art de vivre, en relation avec son être profond et avec la pulsation de la vie : une fois dans l'action, une fois dans le repos. S'octroyer des pauses de détente, de méditation…

Faire le marché, faire la cuisine, partager, célébrer : le mot *régime* ne fait pas partie de mon vocabulaire. Et mon objectif est clairement d'aider les personnes à changer de mode alimentaire sur le long terme et non uniquement le temps d'un programme plus ou moins contraignant. Il importe avant tout et plus que tout de réapprendre à manger au quotidien, de retrouver une forme de bon sens parfois perdu, parfois oublié. Un challenge incroyable lorsque l'on voit l'évolution de nos pratiques alimentaires ! Après votre cure détox, j'émets donc le souhait que vous conserviez quelques habitudes au quotidien. Et qui éviteront un encrassement trop rapide de votre corps.

Plus de vert ! Gardez l'habitude de construire vos repas autour des légumes crus et cuits (et de garder au moins un légume vert par jour) plutôt qu'autour de la protéine (même si celle-ci devra à nouveau être présente, mais en quantité modérée).

Moins de faux ! Oubliez les plats tout prêts, les préparations instantanées, tous ces aliments industriels onéreux et sans intérêt. J'ai coutume de dire que ce que l'on croit gagner d'un côté on le perd de l'autre. Une vérité qui fait souvent office de loi en matière alimentaire. Soupes en sachets, nouilles instantanées, purées en flocons… Vous pensez gagner du temps avec ces pseudo-aliments ? Ils vont effectivement vous remplir, jamais vous nourrir. Pratiques, peut-être, mais surtout antiphysiologiques : présence massive de conservateurs, additifs divers, exhausteurs de goût, produits de glycation avancés. À oublier.

Plus de vivant ! Vous vous êtes mis au jus d'herbe ? Continuez ! Invitez en plus à votre table les graines germées (et leur incroyable réserve de micronutriments, protéines inclues), les algues (bourrées d'oligoéléments et de calcium), les aliments lactofermentés (comme la choucroute et la soupe au miso) qui préservent notre immunité et nous aident à digérer. Mangez cru régulièrement et privilégiez les cuissons toutes douces afin de préserver au maximum les vitamines et les enzymes : déshydratation, cuisson au wok, à la vapeur douce ou au four à basse température...

Moins de monotonie ! Amusez-vous à expérimenter, à sortir de vos rails et du rang, visitez le magasin bio du coin de la rue et testez des aliments qui vous sont inconnus. Un par un. Les études montrent que nous avons tendance à acheter et à manger toujours la même chose. Vous comme moi. Faisons-les mentir. Mettez plus de couleurs dans votre vie et de saveurs dans votre cuisine. Certaines épices et herbes aromatiques vous aideront à conserver un zeste de détox dans votre quotidien : la badiane, le curcuma, le cumin, le basilic, la menthe, sans oublier le romarin... Autant de concentrés de saveurs à inviter dans sa cuisine.

Plus de vitalité ! Besoin d'un peu de dynamisme ? Versez 3 ou 4 gouttes d'huile essentielle de citron ou de pamplemousse sur un mouchoir en papier, puis respirez. Vous pouvez aussi vous frictionner

les reins avec 1 goutte d'huile essentielle d'épinette noire (en principe, il n'est pas nécessaire de la diluer, mais si vous sentez que c'est excitant, plutôt qu'énergisant, diluez-la dans de l'huile d'amande douce) : on dit que c'est le café des naturopathes.
Moins d'excitants ! Si vous avez du mal à vous passer de café, essayez la chicorée (qui a en plus le mérite d'être une plante hépatique) ; à la place du thé, essayez l'infusion au gingembre ou celle de gingko biloba : une étude anglaise a en effet montré que cette plante permet de stimuler l'activité intellectuelle et la concentration. Le moment le plus adapté pour la prendre se situe juste après le déjeuner, car le gingko permet de compenser la chute naturelle d'énergie qui intervient en milieu d'après-midi.

Notes de fin d'ouvrage

1. Paru aux éditions Grancher en 1993.
2. Décomposition de la matière par des rayonnements ionisants.
3. Synthèse chimique d'une molécule réalisée à partir de composés naturels.
4. Source : lanutrition. fr
5. Daniel Kieffer, *Naturopathie. La Santé pour toujours*, éditions Jacques Grancher, 1991.
6. Christopher Vasey, *Petit traité de naturopathie*, éditions Jouvence, 2011.
7. Usage des rayons du soleil, comme ceux des couleurs ou des infrarouges.
8. Au niveau européen, la naturopathie fait partie des médecines conventionnelles pour lesquelles les États-membres sont invités à s'accorder, car sa pratique diffère de manière importante selon les pays. En France, elle n'est pas réglementée à ce jour, et son exercice y est libre. La naturopathie est dite « médecine traditionnelle occidentale » pour l'OMS.
9. Elle permet de combler les carences de l'organisme, de définir la base nutritionnelle saine adaptée à chaque individu, d'éliminer ou de faire prendre conscience des voleurs d'énergie, tout en soutenant la vitalité à de multiples niveaux.
10. Son objectif est de maintenir les fonctions biologiques et physiologiques en santé, et d'accompagner notre développement personnel et transpersonnel.

11. Danièle Gerkens, *Zéro sucre*, Les Arènes, 2015.
12. Interview réalisée pour *Elle Magazine*, avril 2015.
13. Le 4 mars 2015.
14. « Pas de sucre, merci ! »
15. « Sucre : l'amère vérité »
16. Source : lanutrition. fr
17. C'est notamment le cas pour la grande Étude prospective européenne sur le cancer et la nutrition (EPIC) qui suit plus d'un demi-million d'Européens dans 10 pays : selon elle, pour 100 g de viande en plus chaque jour, le risque de cancer de l'estomac distal est multiplié par 3,52 ; pour 100 g de viande rouge supplémentaire, ce risque est augmenté de 73 %. Pour 100 g de viande rouge supplémentaire chaque jour, le risque de cancer colorectal est multiplié par 1,25. Le Américains font le même constat que nous, puisque les chercheurs de la prestigieuse école de nutrition de Harvard incriminent également la consommation de viande rouge et la charcuterie lors d'une récente étude. Les résultats ont mis en évidence que chaque portion quotidienne de viande rouge est associée à un risque de mortalité augmenté de 13 %, et chaque portion quotidienne de charcuterie est associée à un risque de mortalité augmenté de 20 %. Des chiffres qui parlent d'eux-mêmes, même s'ils n'ont pas manqué de soulever des réactions d'indignation, notamment aux États-Unis, pays gros consommateur de viande rouge.
18. A.N. Samraj, O.M. Pearce, H. Läubli, A.N. Crittenden, A.K. Bergfeld, K. Banda, C.J. Gregg, A.E. Bingman, P. Secrest, S.L. Diaz, N.M. Varki, A. Varki, « A red meat-derived glycan promotes inflammation and cancer progression », *Proc Natl Acad Sci USA*, 2015 Jan 13;112(2):542-7. Doi: 10.1073/pnas.1417508112. Epub 2014 Dec 29
19. Dean Ornish, « Holy Cow! What's good for you is good for our planet », *Arch Intern Med.* 2012; 0 (2012): archinternmed.2012.174

20. J.H. O'Keefe, S.K. Bhatti, A. Bajwa, J.J. DiNicolantonio, C.J. Lavie, « Alcohol and cardiovascular health: the dose makes the poison… or the remedy », *Mayo Clinic Proceedings*, Mayo Clinic 1 March 2014 (volume 89 issue 3 Pages 382-393 DOI: 10.1016/j. mayocp.2013.11.005).
21. A. Di Castelnuovo, S. Costanzo, V. Bagnardi, M.B. Donati, L. Iacoviello, G. de Gaetano, « Alcohol dosing and total mortality in men and women: an updated meta-analysis of 34 prospective studies », *Arch Intern Med.* 2006; 166 (22): 2437-2445.
22. S. Ikehara, H. Iso, K. Yamagishi *et al.*, « JPHC Study Group. Alcohol consumption and risk of stroke and coronary heart disease among Japanese women: the Japan public health centerbased prospective study », *Prev Med.* 2013; 57 (5): 505-510.
23. M.U. Jakobsen, E.J. O'Reilly, B.L. Heitmann *et al.*, « Major types of dietary fat and risk of coronary heart disease: a pooled analysis of 11 cohort studies », *Am J Clin Nutr* 2009; 89: 1425-32.
24. A. Fasano, « Intestinal permeability and its regulation by zonulin: diagnostic and therapeutic implications », *Clin Gastroenterol Hepatol.* 2012 Oct; 10 (10): 1096-100.
25. J. Hollon, E.L. Puppa, B. Greenwald, E. Goldberg, A. Guerrerio, A. Fasano, « Effect of gliadin on permeability of intestinal biopsy explants from celiac disease patients and patients with non-celiac gluten sensitivity », *Nutrients.* 2015 Feb 27; 7 (3): 1565-76. doi: 10.3390/nu7031565.
26. Auteur de *Lait, mensonges et propagande*, éditions Thierry Souccar, 2008.
27. Il a en particulier focalisé ses recherches sur ce qu'il appelle les « *blue zones* » – les zones bleues –, ces régions du monde avec la plus longue espérance de vie et la plus forte concentration de centenaires comme la Sardaigne en Italie, Okinawa au Japon ou Loma Linda en Californie.

28. Q. Sun, D. Spiegelman, « White rice, brown rice, and risk of type 2 diabetes in US men and women », *Arch Intern Med.* 2010 Jun 14; 170 (11): 961-9.
29. Les aliments acides sont acides en bouche, donc faciles à détecter : agrumes, baies, condiments, café, soda, yaourts… Les aliments acidifiants génèrent des acides lors de leur digestion : les protéines et, en particulier, la viande, les sucres, les céréales…
30. D'une manière générale, on conseille pour les jus de mettre deux tiers de légumes pour un tiers de fruits.
31. Les proportions sont données à titre indicatif, le principe de ce type de recette étant que l'on fasse avec ce que l'on a sous la main et que l'on s'amuse à improviser.
32. Il existe des pratiques extrémistes de jeûne sec où l'on ne boit pas non plus d'eau ; je ne peux que les déconseiller.
33. *Naturopathie. La santé pour toujours*, éditions Grancher, 2010.
34. Auteur de *L'Étonnant Nettoyage du foie et de la vésicule biliaire*, éditions Nature & Partage, 2012.
35. Chaque fois que la circulation du sang augmente au niveau de la peau, toutes les glandes qui s'y trouvent sont stimulées dans leur travail. C'est parce qu'elles mettent à profit ce système en stimulant l'activité des capillaires sanguins à la surface de la peau que les techniques hydrothérapiques chaudes et froides sont efficaces pour booster les éliminations par la peau.
36. 3 fois 1 heure 30 par semaine environ semble constituer le bon *tempo*.
37. Le stress, en effet, altère notre souffle.
38. Auteure de *Se régénérer grâce à la nature*, Éditions Eugen Ulmer, 2010.
39. « Sur le bon côté. »

Table des matières

Sommaire 5

Tous les secrets d'une détox réussie... 7

CHAPITRE I : **Se détoxifier, mais pourquoi ?** 9

Un environnement saturé de polluants 9

Essayer de gérer le trop-plein 14

Les émonctoires, nos organes d'élimination 15

Lorsque le corps s'encrasse... 18

CHAPITRE II : **La cure détox, l'une des cures de base de la naturopathie** 21

Quels bénéfices pour la cure détox ? 25

La détox dans les autres traditions 26

CHAPITRE III : **Avant tout, mettre la pédale douce sur certains aliments** 29

CHAPITRE IV : : **Les aliments à privilégier** 59

Le temps de la détox : légumes à gogo ! 62

Céréales en prime 66
Les associations et dissociations alimentaires 71
Votre assiette vous fait-elle vieillir plus vite ? 72

CHAPITRE V : **Les jus et les smoothies** 75

Jus ou smoothie ? Comment choisir… ou pas 75
Vous prendriez bien un vert ? 77

CHAPITRE VI : **Les monodiètes** 83

Les vertus de la monodiète 83
La cure saisonnière 85

CHAPITRE VII : **Le jeûne** 89

Jeûner c'est mettre son corps au repos . . 89
Quand la crise curative arrive 90

CHAPITRE VIII : **L'eau dans tous ses états** . . . 97

À consommer sans modération 97
Les soins du corps 100

CHAPITRE IX : **La stimulation des émonctoires** 107

Le foie 108
Les intestins 112
Les reins 118
Les poumons 120
La peau 123
L'utérus 127

CHAPITRE X : **Le mouvement c'est la vie** . . . 129

L'exercice physique, c'est bon pour tout, à tous les niveaux 129

Alors, quand est-ce que vous vous y mettez ? ! 131

CHAPITRE XI : **Relaxez-vous !** 135

La relaxation différentielle 135

Peut-on apprendre à respirer ? 138

Offrez-vous un bain de nature ! 140

CHAPITRE XII : **Soigner son chez-soi** 143

CHAPITRE XIII : **Et après ?** 147

Notes de fin d'ouvrage 151

Direction : Jean-Louis Hocq
Direction éditoriale : Suyapa Hammje
Édition : Marion Guillemet
Correction : Sylvie Gauthier
Conception graphique de la couverture : Stéphanie Brepson
Illustrations de couverture : Stéphanie Brepson
Mise en pages : Nord Compo
Fabrication : Céline Premel-Cabic

ISBN : 978-2-263-07100-3
Code éditeur : S07100
Dépôt légal : septembre 2015
Imprimé en Espagne par Liberdúplex

Solar | un département **place des éditeurs**

place
des
éditeurs